LA ANTÉ UNIVERSELL

PAR

LA MÉDECINE BIOCHIMIQU

OU

**Traitement curatif de toutes les maladies d
hommes et des animaux**

AU MOYEN

DES SELS INORGANIQUES DU CORPS

D'APRÈS

**la dernière édition de la « Abgekürzte Thérapi
du Dr Schüssler,**

PAR

J. ORTH, PROFESSEUR

Auteur de plusieurs Journaux et Ouvrages de mé

PREMIÈRE PARTIE : **PRINCIPES**

DEUXIÈME PARTIE : **APPLICATIONS THÉRAPEUTIQUE**

PRIX : 1 fr. 50

SE TROUVE :

Chez l'Auteur, à Toulouse,
26. chez les principaux Libraires de P
et de province.

LA SANTÉ UNIVERSELLE

PAR

LA MÉDECINE BIOCHIMIQUE

OU

Traitement curatif de toutes les maladies des hommes et des animaux

AU MOYEN

DES SELS INORGANIQUES DU CORPS

D'APRÈS

la dernière édition de la « Abgekürzte Thérapie » du Dr Schüssler,

PAR

J. ORTH, PROFESSEUR

Auteur de plusieurs Journaux et Ouvrages de médecine

PREMIÈRE PARTIE : **PRINCIPES**

SE TROUVE :

Chez l'Auteur, à Toulouse,
et chez les principaux Libraires de Paris
et de province.

OUVRAGES DU MÊME AUTEUR

1° **Éléments de thérapeutique,** *basée sur l'emploi des sels biochimiques.* Traitement de toutes les maladies des hommes et des animaux. Prix : **3** fr. (Cet ouvrage, 5e édition, paraîtra vers la fin de l'année.

2° **Biochemische Behandlung de Krankheiten der Menschen und der Thiere.** Prix : **2** francs.

3° **La Médecine populaire,** formant le complément indispensable du présent ouvrage. Prix de l'abonnement annuel : **2** fr.; **3** fr. pour l'étranger.

Tous ces ouvrages sont envoyés *franco* contre mandat ou bon de poste.

Les médicaments dont il est question dans ces ouvrages seront expédiés par l'administration de *La Médecine populaire*. (Demander le prix-courant).

PRÉFACE

Toujours prêt à soulager l'humanité souffrante, nous nous sommes décidés à lui offrir un petit ouvrage très pratique, au moyen duquel, chacun sera dans le cas de guérir les maladies par des remèdes tout à fait inoffensifs, simples et agréables à prendre, en même temps très efficaces et d'un prix modéré.

Nous nous permettons de dire qu'un grand nombre de médecins, écœurés par les résultats des médicaments préparés dans les laboratoires de chimie, se servent uniquement de nos remèdes, auxquels ils doivent les plus belles guérisons.

C'est cette méthode, appelée « *Médecine biochimique* », pratiquée depuis de longues années dans les pays étrangers, que nous offrons aujourd'hui à l'appréciation du public.

Le présent ouvrage se compose de deux parties :

1° Les *principes* sur lesquels repose la médecine biochimique, suivis de la *caractéristique de nos remèdes*. Pour faciliter la recherche, nous avons ajouté à cette partie une table alphabétique.

2° L'*application thérapeutique* de ces remèdes par ordre alphabétique dans toutes les maladies.

Nous y avons aussi joint un chapitre supplémentaire, indiquant la dose et la manière d'administrer ces remèdes.

Avec notre méthode, chacun peut enrayer immédiatement tout malaise qui, souvent, pourrait dégénérer en maladie grave.

Nous recommandons à nos lecteurs de bien étudier le chapitre II de la première partie de notre opuscule et de porter l'attention surtout sur les symptômes caractéristiques, ainsi que sur l'aggravation ou l'amélioration, indiquées à chaque remède. En même temps, il y a à considérer l'enduit de la langue, les expectorations, les exsudats et les sécrétions. Ce sont là les véritables moyens de faire un bon choix parmi ces médicaments.

Et que maintenant notre travail porte le bonheur dans chaque famille, en guérissant les malades et en conservant la santé à ceux qui se portent bien.

L'Auteur.

Remarque. — Nous avons tout expressément choisi un petit format de poche, afin que chacun puisse le porter sur lui et s'en servir à l'occasion.

CHAPITRE PREMIER

Principes

Le principe, sur lequel notre traitement des maladies, appelé « *Traitement biochimique* », est basé, consiste dans l'emploi des substances inorganiques, qui entrent dans la composition du corps. Ce principe est le suivant :

Tous les tissus du corps humain ont pour base des cellules constituées, d'une part, par des substances organiques; d'autre part, par des substances inorganiques.

Ces dernières ne jouent qu'un rôle secondaire dans la formation de la cellule, à laquelle elles servent de matière première.

Cette matière première est inerte par elle-même. Pour que la cellule devienne active, se développe et se multiplie, il faut l'intervention des substances inorganiques. Celles-ci agissent chacune d'une manière déterminée dans cette activité cellulaire, l'une fixant l'oxygène venu du dehors et réglant le travail de la combustion; l'autre attirant l'acide carbonique et l'amenant, par des combinaisons diverses, en dehors de l'organisme ; une troisième, facilitant l'élimination de l'eau et, avec elle, les différents produits de la combustion, devenus inutiles à l'organisme ;

une autre encore, conduisant aux tissus la quantité d'humidité nécessaire à leur existence. Chacune de ces substances inorganiques, prise isolément, se fixe de préférence dans tel ou tel tissu, auquel il imprime son caractère propre.

C'est ainsi que les cellules nerveuses renferment du phosphate de magnésie, de potasse, de soude et du fer. Les cellules musculaires contiennent les mêmes éléments, auxquels il faut ajouter en plus du chlorure de potassium. Les cellules du tissu conjonctif renferment, comme élément spécial, de la silice; les cellules osseuses, du phosphate de magnésie, du fluorure de calcium et une quantité de phosphate de chaux; les cellules cartilagineuses et muqueuses contiennent du muriate de soude; les cheveux et le cristallin, entre autres, du fer.

Toutes les fonctions des organes et des tissus sont réglées par un mouvement moléculaire exact des substances inorganiques. Tant que le mode d'action de ces substances n'est pas troublé, le corps se trouve à l'état de santé. Tout changement moléculaire d'une substance inorganique, dans une partie du tissu, amène une indisposition, que l'on guérit par l'administration d'une quantité minime de la même substance; ces molécules, ainsi administrées comme médicament, viennent remplir les vides produits dans la chaine moléculaire de cette substance dans les cellules.

Pour obtenir cet effet curatif, il ne faut que l'administration de quantités minimes de ces substances ; la nature elle-même n'agit partout qu'avec des quantités infiniment petites, aussi bien dans le règne végétal que dans le règne animal. Partout où la nature nous donne de si beaux exemples et produit de si heureux résultats, nous ne pouvons mieux faire que de l'imiter.

Les substances inorganiques auxquelles nous ajoutons un rôle prépondérant et dont nous nous servons comme moyens thérapeutiques, sont au nombre de douze, savoir :

1o **Calcarea fluorica.** — Chlorure de calcium, Spathfluor.

2o **Calcarea phosphorica.**— Phosphate de chaux.

3o » **sulfurica.** — Sulfate de chaux.

4o **Ferrum phosphoricum.** — Phosphate de fer.

5o **Kali phosphoricum.** — Phosphate de potasse.

6o » **sulfuricum.** — Sulfate de potasse.

7o **Kalium chloratum.** — Chlorure de potassium.

8o **Magnesia phosphorica.** — Phosphate de magnésie.

9o **Natrum muriaticum.** — Muriate de soude. Chlorure de sodium. Sel marin.

10o **Natrum phosphoricum.** — Phosphate de soude.

11o **Natrum sulfuricum.** — Sulfate de soude. Sel de Glauber.

12o **Silicea.** — Silex. Acide silicique.

Nous devons dire que Schüssler employait généralement la sixième trituration décimale (6 x·). Mais dans les derniers temps, lui et d'autres praticiens se servent aussi, lorsque la 6 x· bien choisie ne réussit pas complètement, de la 12 x·, même de la 30e x· et de la 200 x·, qu'il est bon d'avoir toujours prêtes.

CHAPITRE II

Caractéristique des sels inorganiques

I. — CALCAREA FLUORICA. — *Calc. fluor.* (1).

Ce sel se rencontre à la surface des os, dans l'émail des dents, dans les fibres élastiques et dans les cellules de l'épiderme. Ces fibres se trouvent souvent dans la peau, dans le tissu connectif et dans les parois vasculaires.

Un trouble dans l'équilibre de *Calc. fluor.* produit une dilatation continue, un relâchement chronique de ces fibres. Or, lorsque les fibres élastiques des vaisseaux sanguins ou lymphatiques sont relâchées, l'absorption d'un exsudat solide ou liquide ne peut pas avoir lieu. Il en résulte une induration de la partie affectée. Il se produit, en outre, une dilatation des vaisseaux ; de là, des hémorroïdes, des varices et des tumeurs vasculaires.

L'action générale de *Calc. fluor.* a, par conséquent, lieu dans les maladies qui ont leur siège dans la substance formant la surface des os, dans l'émail des dents et dans les fibres élastiques du

(1) Nous marquerons ainsi par abréviation le nom des remèdes dans le corps de l'ouvrage.

derme, du tissu conjonctif et des parois vasculaires.

Les symptômes qui caractérisent son emploi sont : grande dépression, crainte de ruine financière. — Aggravation par le temps humide ; amélioration par les frictions.

Ce médicament a fait ses preuves d'une manière éclatante dans l'hématocèle, le spina ventosa (alterné avec *Magn. phos.*), les tumeurs dures, les tumeurs des ganglions et des os, celles des hémorroïdes, les varices, les télangiectasies, la cataracte.

Il guérit les indurations, les exostoses, les hémorroïdes, le rhume de cerveau, les névralgies dentaires, la diphtérie, les vomissements d'aliments non digérés, la constipation, les fissures à l'anus, les affections vermiculaires, les déplacements de l'utérus et, par suite, souvent la stérilité ; les douleurs d'enfantement, les règles abondantes, l'asthme, l'anémie, l'hypertrophie du cœur, les tumeurs enkystées, les goitres, les gerçures de la peau, les hydropisies consécutives aux maladies du cœur, etc. On peut l'employer avec succès dans la chlorose, alterné avec *Calc. phos.*

On l'applique aussi localement dans les fissures à l'anus, les varices, les hémorroïdes, les gerçures et les panaris. A cet effet, on dissout une pincée de la 3e x• ou de la 4e x• trituration dans une cuillerée d'eau, dont on imbibe une compresse ou un gâteau de charpie. A l'intérieur, on emploie les 6 x• ou

12 x', mais les hautes atténuations (18 x' à 30 x' et même 200 x') donnent les meilleurs résultats, surtout dans les indurations des os.

II. — Calcarea phosphorica. — *Calc: phos.*

Cette substance se trouve dans toutes les cellules; elle est une des parties intégrantes des dents, du tissu connectif, des globules sanguins et principalement des os. Elle joue le rôle principal dans la formation des cellules. C'est un remède de réparation et de restauration.

Il est spécifique dans le rachitisme, les craniotabes, l'anémie; la chlorose, l'hydrocéphalie et un excellent antispasmodique, surtout des personnes scrofuleuses. Il favorise le développement du cal osseux, de même que la dentition. Il guérit les douleurs qui sont la suite de l'anémie et qui sont accompagnées généralement d'une sensation de torpeur, de fourmillement et de froid. Ces symptômes sont ordinairement aggravés par le froid, par l'humidité et par le changement de la température.

Les crampes, qui surviennent chez les personnes scrofuleuses, ne sont pas toujours guéries par *Magn. phos.*; il faut, contre elles, l'emploi de *Calc. phos.*

Calc. phos. est un élément indispensable à la croissance et à la nutrition du corps; il procure aux os leur solidité. Ce remède exerce une action curative sur toutes les maladies dépendant d'un trouble des molécules de chaux dans le corps, tel qu'il s'en produit, par exemple dans la formation tardive du cal aux extrémités des os fracturés, dans la croissance anormale et dans la nutrition défectueuse des os : rachitisme et affections semblables.

La sphère d'action de ce remède comprend donc toutes les maladies des os, provenant d'un état morbide du sang. Il constitue, en outre, un aliment pour les tissus mous dans les cas de mauvaise nutrition ou d'un arrêt dans la croissance des cellules ; de là, son emploi pendant la dentition, dans les convulsions et les spasmes nerveux chez les enfants faibles ou scrofuleux.

Un autre point important, c'est son action régénératrice après les maladies aiguës. Il agit alors, soit directement, soit indirectement, en préparant la voie à d'autres remèdes et en stimulant à son action tout le système. Il constitue donc un précieux remède intercurrent.

Au point de vue pratique, ce remède possède des propriétés toniques remarquables ; de là, son emploi dans les maladies de langueur, dans les fièvres hectiques, lorsque les phosphates se trouvent en excès dans les urines ; dans l'anémie des personnes jeunes croissant rapidement ; dans les affections accompagnées de pertes épuisantes, telles que leucorrhées, bronchite chronique, diarrhées des tuberculeux, sueurs nocturnes, ulcères scrofuleux, etc.

Lorsque les cellules de l'épiderme ont perdu du phosphate de chaux, la surface se couvre d'albumine, qui s'y sèche en y produisant des croûtes, que l'on fait tomber moyennant l'administration de *Calc. phos.*

Les symptômes caractéristiques qui indiquent l'emploi de ce médicament sont : défaut de mémoire, oubli, mauvaise humeur, anxiété, irritabilité chez les enfants. Il est utile contre les suites d'une colère ou d'un chagrin, contre les attaques nocturnes, au moment du changement de la lune. Envie de manger de la viande fumée.

Calc. phos. agit bien dans les basses atténuations (4 x· à 6 x·) et par un usage longtemps continué. Les doses massives sont inutiles et même dangereuses.

III. — Calcarea sulfurica. — *Calc. sulf.*

Remarque. — Ce sel a été supprimé par Schüssler dans les dernières éditions de la « Abgekürzte Thérapie ». Cependant, ayant rendu de grands services dans la pratique et étant également recommandé par un grand nombre d'auteurs, nous l'avons conservé. Du reste, Schüssler écrit dans la 25e édition : « Le sulfate de chaux a d'ailleurs été employé avec succès dans maintes maladies de la peau et dans les affections des membranes muqueuses, ainsi que dans les suppurations... » A sa place, il se sert de *Natr. phos.* et de *Silicea.*

Calc. sulf. est le remède des suppurations. Il guérit les écoulements des membranes muqueuses, les exsudations purulentes des cavités séreuses, ainsi que les ulcères tuberculeux, les abcès des intestins, etc.

On l'emploie dans la dysenterie, dans l'écoulement des oreilles, dans les ulcérations des articulations (alterné avec *Silicea*). On s'en sert souvent à la suite de *Kal. chlor.*, lorsque celui-ci n'a pas suffisamment agi.

Il est surtout indiqué lorsque les tissus, après s'être débarrassés de leur contenu purulent primitif, continuent à laisser écouler du pus; en un mot, lorsque la suppuration passe à l'état chronique. L'absence de ce sel dans une partie quelconque du tissu conjonctif occasionne de la suppuration. Son symptôme caractéristique est la présence d'un pus épais et jaunâtre.

On s'en sert principalement contre les croûtes de lait avec sécrétion jaunâtre, la surdité avec sécrétion purulente, le rhume de cerveau, les maux de dents avec gencives gonflées, l'amygdalite avec suppuration, la diarrhée purulente, produite par une variation de température, la gonorrhée avec écoulement purulent, les règles tardives et de longue durée, l'enrouement, la bronchite et le catarrhe des poumons avec expectoration jaunâtre, l'engorgement des seins, suivi d'écoulement de pus, l'anthrax dans le dos, le rhumatisme, la diarrhée, dans le typhus, les éruptions herpétiques de la face, des oreilles, de la poitrine et des mains, les furoncles, les ulcères, les papules et les pustules à l'état de suppuration, la variole, l'ulcération des ganglions, la suppuration dans les articulations, etc.

La dose le plus généralement employée est la 6 x. On se sert des basses triturations contre les maladies purulentes des yeux. A l'extérieur, ce remède est avantageux à la 3 x contre toutes les affections où son emploi est facile.

IV. — Ferrum phosphoricum. — *Ferr. phos.*

Le fer et ses composés possèdent la propriété d'attirer l'oxygène ; de là leur utilité dans les cellules.

Le fer est une des parties constituantes des globules sanguins et des cellules musculaires. Lorsque l'équilibre des molécules de fer est troublé dans les fibres musculaires, celles-ci se relâchent. Lorsque ce trouble se produit dans les fibres musculaires des vaisseaux sanguins, ces derniers se dilatent et il en résulte une accumulation (congestion) de sang dans les parties affectées. Cette accumulation de sang peut déterminer une rupture des vaisseaux donnant lieu à une hémorragie. Se produisant dans les muscles des villosités intestinales, ce trouble amène la diarrhée. Au contraire, quand ce sont les fibres musculaires des parois intestinales, qui éprouvent une perte de leur fer, les mouvements péristaltiéques se font avec moins d'énergie et il en résulte une disposition à la constipation.

Les molécules de fer, administrés comme moyens thérapeutiques, remédient à ces troubles fonctionnels. Le fer et ses composés ramènent à leur état normal les vaisseaux sanguins dilatés : ils guérissent l'hyperhémie irritative, qui forme le premier degré de l'inflammation. Ce sel est, en conséquence, le premier médicament dans toute maladie inflammatoire. Il fait aussi disparaître l'hyperhémie, suite d'une lésion; les plaies récentes, les contusions, les luxations, les entorses, etc., qui n'ont pas encore passé en suppuration, guérissent très vite par son emploi. L'auteur se sert toujours de *Ferrum phosphoricum*.

Ce sel jouit d'un grand succès dans la télangiectasie (fongus hématode) surtout des petits enfants (6 x· à 12 x·), trois doses, trois fois par jour; dans les douleurs rhumatismales, qui ont leur siège dans l'articulation de l'épaule ou dans les racines du pied (12 x·) ; dans la gonorrhée (3 x·), aussi longtemps que dure la cuisson ; dans l'énurésie nocturne par suite de paralysie du sphincter ; dans l'émission involontaire d'urine pendant la toux, le rire, la marche ou l'éternuement ; dans l'enrouement des chanteurs et des orateurs.

Aggravation par le mouvement. — Amélioration par le froid.

Ce médicament peut être administré en alternance avec l'un des autres remèdes, dont l'indication est justifiée par les symptômes. La plupart du temps il se complète par *Kal. chlor.*, *Kali sulf.* ou *Magn. phos.*

On administre ce médicament avec avantage aux truies qui dévorent leurs petits, parce que cette manie repose sur une hyperhémie du cerveau.

Les atténuations usitées à l'intérieur sont la 3 x., la 6 x', la 12 x'. A l'extérieur on se sert de la 3 x' contre les foulures, les contusions, les plaies, les hémorroïdes, les hémorragies, etc.

V. — Kali phosphoricum. — *Kali phos.*

Le phosphate de potasse est une partie constituante du cerveau, des cellules musculaires, des nerfs et des globules sanguins. Le trouble des molécules de ce sel occasionne :

a) Dans le cerveau, 1° une dépression du caractère, donnant naissance à la contrariété, à la timidité, à l'irritabilité, à la tendance à pleurer sans raison, à la nostalgie, à l'inquiétude, à la défiance, à la crainte de se trouver en public, avec angoisse et palpitations du cœur, à la faiblesse de la mémoire ; 2° du ramollissement ;

b) Dans les nerfs, 1° des douleurs de paralysie ressenties surtout dans le repos et améliorées par un mouvement sans effort ; une faiblesse dans les muscles et dans les nerfs, augmentant jusqu'à la paralysie ; 2° un sentiment d'abattement et de faiblesse ;

c) Dans les cellules musculaires, une métamorphose graisseuse, une décomposition septique ;

d) Dans les globules sanguins, une dissolution (décomposition).

C'est pour cela que *Kali phos.* est employé dans les hémorragies septiques, le scorbut, la gangrène, le coma, l'inflammation gangréneuse de la gorge, le chancre phagédénique, la diarrhée avec odeur fétide, les affections typhoïdes et adynamiques, c'est un excellent antiseptique.

Il guérit aussi les troubles hystériques et hypocondriaques, la neurasthénie, l'insomnie nerveuse, les paralysies, la stomatite aphteuse, le charbon, l'atrophie musculaire progressive, l'alopécie areata.

Il est indiqué dans la dépression des fonctions des organes du corps, dans le deuxième degré de la fièvre typhoïde, dans la menstruation difficile, dans l'aménorrhée, la dysménorrhée, dans les paralysies consécutives à la diphtérie. En faisant disparaître l'atonie paralytique de la matrice, il favorise l'accouchement.

Kali phos. convient surtout à la paralysie ; on l'emploi contre celle de la vessie : incontinence d'urine, ténesme urinaire. Il est presque spécifique contre l'incontinence d'urine des enfants et des vieillards.

On s'en sert contre les hémorragies avec sang rouge ou noir, ou liquide, ne se coagulant pas; dans la chlorose, où il remplace avec avantage tous les autres médicaments prescrits contre cette maladie. Il est utile contre le bourdonnement nerveux des oreilles, dans la sciatique et dans les palpitations nerveuses du cœur.

La douleur dans la plante des pieds sans cause déterminée, la langue sèche et la prostration indiquent l'emploi de ce médicament.

La dose est la 6 x' ; dans l'asthme on peut se servir de la 3 x' ou de la 4 x'.

VI. — Kali sulfuricum. — *Kali sulf.*

Le sulfate de potasse est le médicament de l'épiderme et des cellules épithéliales. Le manque de ce sel produit un dépôt jaune, muqueux sur la langue, un écoulement muqueux, jaune ou verdâtre et une sécrétion de matières séreuses sur les surfaces muqueuses ou une desquamation épithéliale ou épidermique.

A la suite d'un manque de *Kali sulf.*, il peut se produire les symptômes suivants : sensation de pesanteur et de lassitude, de vertige, de froid, d'angoisse, de timidité, de tristesse, de palpitations du cœur, de maux de dents, de tête et des membres. Ces symptômes s'aggravent dans la chaleur, dans la chambre fermée, vers le soir, et s'améliorent à l'air frais.

Kali sulf. guérit les affections causées par les éruptions cutanées répercutées. Il est utile dans le choléra. Il est excellent contre le rhumatisme articulaire mobile. On en fait usage contre l'écoulement des oreilles d'un pus jaunâtre et liquide. On l'emploie aussi contre les polypes et la cataracte. Ce sel active généralement la guérison commencée par *Kal. chlor.*

Thérapeutiquement il répond à la desquamation produite à la suite de la scarlatine, de la rougeole, de l'érysipèle, etc.

Il guérit les catarrhes du gosier, de la trachée-artère, de la conjonctive, de la muqueuse nasale, etc., lorsque la sécrétion est jaune ou verdâtre ; le catarrhe de l'estomac, de l'oreille et des reins.

La dose ordinaire est la 6 x'. A l'extérieur 3 x' il est recommandé contre la dartre farineuse et les affections du cuir chevelu.

VII. — Kalium chloratum. — *Kal. chlor.*

Ce composé est en relation chimique avec la fibrine. Un trouble dans le mouvement moléculaire de ce sel est suivi d'un exsudat fibrineux. *Kal. chlor.* répond à l'exsudat croupal et diphtéritique.

Ce sel guérit la dysenterie, le croup, la diphtérie, l'inflammation du poumon, les exsudats fibrineux dans le tissu conjonctif interstitiel, les infiltrations aiguës des glandes lymphatiques, les affections cutanées avec infiltration, accompagnées ou non de vésicules, telles que l'érysipèle. Il est spécifique dans la gonorrhée aiguë (après *Ferr. phos.*). Les affections rhumatismales avec douleurs aggravées par ou ressenties pendant le mouvement cèdent à son emploi.

Il est le remède du traumatisme (après *Ferr. ph.*), de l'albuminurie, des brûlures, des suites fâcheuses de la vaccine, de la néphrite, de la syphilis, des verrues, de la variole, de certaines maladies des yeux, surtout quand le bord des paupières est couvert de vésicules sécrétant du pus d'un clair jaunâtre; de l'inflammation de la langue (après *Ferr. ph.*); des aphtes, de la pleurésie, de la bronchite, de la pneumonie, du catarrhe de la vessie, etc., etc.

Il est surtout efficace, lorsqu'il existe des mucosités ou un exsudat blanchâtre ou que la langue est couverte d'un enduit blanc. Il y a du dégoût pour les aliments gras.

Kal. chlor. est indiquée dans la dysenterie, lorsque les évacuations sont sanguinolentes. Il est utile dans l'enrouement à la suite d'un refroidissement. Il guérit l'herpès-zoster, les hémorragies dans lesquelles le sang est épais et noir. On peut aussi se rappeler de ce remède dans l'épilepsie.

La dose est la 6 x· Dans la diphtérie on recommande des gargarismes avec la 3 x·, 60 à 70 centigrammes dans un verre d'eau tiède. L'application externe (3 x·) s'emploie contre les brûlures, les furoncles, le charbon, les verrues, les engelures, les affections de la peau, etc., en compresses.

VIII. — Magnesia phosphorica. — *Magn. phos.*

Ce sel forme une des parties intégrantes des nerfs et des muscles; on le rencontre aussi dans les os.

Un trouble dans les molécules de *Magn. phos.* amène la contraction des fibres musculaires. Ce médicament est donc le remède des crampes et des convulsions.

Comme médicament des nerfs, il rend de grands services. Les douleurs qu'il guérit sont généralement fulgurantes, lancinantes ou perforantes, spasmodiques et parfois intermittentes. Elles sont souvent accompagnées d'une sensation de constriction, changent facilement de place, sont diminuées par la chaleur et la pression, et aggravées par la nuit et par le froid.

Ces douleurs, se présentant à la tête, à la face, aux dents, à l'estomac, aux membres et à l'abdomen, demandent l'emploi de ce sel. Les douleurs abdominales, partant généralement de l'ombilic et diminuant par la pression ou en se courbant en avant, sont souvent accompagnées d'une diarrhée séreuse. (Les douleurs de la face auxquelles s'ajoute, pendant l'accès, un fort larmoiement, sont soulagées par *Natr. mur.*).

Le fer et la magnésie sont des antagonistes dans leurs effets. Dans les troubles des fonctions, les molécules de fer relâchent les fibres musculaires, tandis que les molécules de magnésie les contractent. C'est pour cette raison que *Magn. phos.* est le médicament de toute espèce de crampes : crampes des mollets, de la matrice, de l'estomac, spasme de la glotte, tétanos, chorée, convulsions des petits enfants, rétention spasmodique de l'urine, etc.

Magnes. phos. est le remède par excellence des maladies des nerfs et, par suite, des névroses, si répandues de nos jours. Il sera d'un grand secours dans les névralgies avec douleurs convulsives, améliorées par la pression et changeant de place.

Il est efficace contre les crampes de la vessie, la coqueluche, contre certaines formes d'épilepsie, contre la faiblesse dans les organes du bas-ventre et contre la flatulence avec forte production de gaz. Il peut encore rendre des services dans le tremblement des membres, dans le nystagme (spasme des paupières), dans la paralysie agitante. Le Dr Burnet relate un hoquet, qui avait duré près de dix ans et qui fut guéri par *Magn. phos.*

Les cultivateurs emploient avec un grand succès ce remède contre la colique flatulente et convulsive des chevaux, ainsi que contre la météorisation du bétail. La colique inflammatoire des chevaux demande *Ferr. phos.*

La dose est la 6e x· dans de l'eau tiède. A l'extérieur, la 3e x, contre toutes les affections douloureuses.

IX. — Natrum muriaticum. — *Natr. mur.*

Ce sel se rencontre dans toutes les parties solides et liquides; il est le régulateur du contenu aqueux du corps. Un trouble dans le mouvement moléculaire de ce sel entraîne un changement dans la quantité des liquides des tissus, changement qui se traduit, d'une part, par une diminution; d'autre part, par une augmentation des sécrétions. C'est ainsi, par exemple, que l'on peut avoir une augmentation de suc gastrique, en même temps qu'une diminution de sécrétion intestinale; d'où, douleur gastrique, vomissement muqueux en même temps que selles lentes et difficiles.

Les vomissements aqueux de même que l'augmentation du liquide encéphalique dans les affections aiguës (typhus, méningite, scarlatine, variole, etc.), se traduisant par sopor, etc., proviennent d'un trouble fonctionnel de ce sel,

Natr mur. guérit les maux de tête, de dents, en général, toutes les maladies accompagnées de salivation, de larmoiement, de vomissement d'eau; les affections catarrhales de toutes les muqueuses avec sécrétion de mucosités transparentes et aqueuses, les éruptions cutanées avec formation de vésicules renfermant une matière liquide, séreuse; laissant après elle une croûte légère.

On l'emploie dans l'herpès de la conjonctive, les maux et les crampes de l'estomac, la constipation, l'hydropisie, la scrofulose, les fièvres intermittentes, les hémorroïdes saignantes, la colique flatulente, le diabète, la menstruation trop abondante, le rachitisme, la cystite, le rhume de cerveau fluent, etc.

Outre la salivation et le larmoiement, le froid continuel dans les différentes parties du corps, le dégoût pour le pain et surtout le désir pour les aliments salés forment les indications caractéristiques pour l'emploi de ce sel.

La dose est la 6 x·, souvent la 12 x·. A l'extérieur (3 x·) il est recommandé contre la piqûre des insectes et comme gargarisme contre les affections catarrhales.

X. — Natrum phosphoricum. — *Natr. phos.*

Le phosphate de soude se trouve dans les corpuscules du sang, dans les cellules des muscles, des nerfs et du cerveau.

Par sa présence dans le corps, ce sel décompose l'acide lactique en eau et en acide carbonique; il attire ce dernier corps et le dirige vers les poumons, qui le chassent au dehors par l'expiration et il est remplacé par l'oxygène.

Natr. phos. constitue le remède des maladies

caractérisées par un excès d'acide lactique et répond surtout à celles des petits enfants qui, gorgés de lait et de sucre, souffrent d'un excès d'acide (aigreurs).

En conséquence, il guérit les diarrhées et les vomissements de matières aigres, ainsi que les coliques qui les accompagnent. Il est aussi le remède de l'indigestion produite par l'absorption d'aliments gras.

Répondant à la diathèse produite par un excès d'acide urique, il guérit la goutte ainsi que le rhumatisme articulaire aigu ou chronique. Il est aussi le remède du diabète, parce qu'il réduit la surabondance de sucre à son état normal.

Les symptômes qui indiquent *Natr. phos.* sont : renvois aigres, vomissements de liquides aigres, de caséum, selles verdâtres ou jaunes-verdâtres, coliques, crampes, fièvre avec productions acides ou aigres, conjonctivite avec sécrétion ressemblant à une crême épaisse, jaunâtre ; enduit humide et jaune de la langue, du palais et des amygdales.

Comme il est indiqué lorsqu'il y a production d'une sécrétion jaune d'or, on l'emploie dans les inflammations scrofuleuses des yeux et des oreilles, dans le catarrhe nasal, dans la leucorrhée avec écoulement jaune, dans le catarrhe aigu ou chronique de l'estomac et dans tous les écoulements des muqueuses avec sécrétion d'un jaune d'or et épais comme de la crême.

Ce médicament exige un emploi assez prolongé pour agir efficacement.

On emploie aussi bien la 6 x' que les hautes atténuations. En injections, la 3 x', contre les affections vermiculaires.

XI. — Natrum sulfuricum. — *Natr. sulf.*

Ce sel exerce, comme *Natr. mur.*, son influence sur le contenu aqueux du corps, il attire l'eau superflue pour l'éliminer; tandis que *Natr. mur.* attire celle qui est utile à l'organisme.

Il facilite l'élimination des matières liquides, qui existent en trop grande quantité et fait disparaître avec elles les produits excrémentiels inutiles, tels que sucre, acide urique, urée, etc.

Un trouble dans les fonctions de ce sel retarde l'élimination de ces produits; d'où diabète, goutte, arthrite, graviers, gravelle, etc.

Natr. sulf. est le spécifique des maladies du foie et des voies biliaires, de l'inflammation œdémateuse de la peau, lorsqu'il existe une prédominance de bile, des éructations amères, quand le fond de la langue est couvert d'un enduit jaune et que la peau a la même couleur. Il est utile aussi bien dans l'incontinence que dans la rétention d'urine, par suite de l'atonie du sphincter de la vessie; contre la constipation et la colique fluctuante.

Il convient dans la jaunisse, les calculs biliaires et

dans les affections qui en dépendent ; dans le diabète ayant son origine dans le foie ; dans la fièvre bilieuse, les vomissements de bile, les condylômes, la fièvre intermittente, l'influenza, la diarrhée bilieuse, les excroissances sycotiques ; dans les maladies chroniques et subaiguës, lorsque la peau et les muqueuses sont principalement affectées, ainsi que dans le gonflement des glandes lymphatiques ; dans les catarrhes de l'arrière-bouche ; dans les inflammations chroniques du foie, de la rate, de la matrice et des ovaires.

On l'administre encore avec succès, lorsqu'après l'emploi de *Natr. mur.* l'état maladif tend à se prolonger.

Toutes ces indispositions s'aggravent pendant le temps humide; dans le voisinage des eaux et dans les habitations basses.

On l'emploie ordinairement dans les 3 x^e ou 6 x^e triturations ; dans la diarrhée, 9 x^e ou 12 x^e. Les basses triturations (2 x^e — 3 x^e) sont usitées contre la colique de plomb.

XII. — Silicea. — *Silic.*

La silice fait partie du tissu connectif de l'épiderme, des cheveux et des ongles. L'action qu'on lui revendique sur le cerveau, la moëlle épinière et les nerfs, est exercée par son influence sur les enveloppes connectives des fibres nerveuses.

Un trouble des molécules de silice amène un gonflement des cellules connectives ; ce gonflement peut rester longtemps stationnaire ou disparaître ou se terminer par une suppuration; *Silicea* est le remède de ce gonflement.

La silice mûrit les abcès et favorise la suppuration. Elle est spécifique dans la formation des ulcères chroniques qui se cicatrisent difficilement.

Lorsque dans un tissu cellulaire enflammé il s'est formé un foyer ou dépôt purulent, on emploiera *Silicea*, qui mûrira l'abcès et facilitera l'expulsion du pus ou bien il l'absorbera par les vaisseaux lymphatiques. Ces mêmes vaisseaux peuvent aussi, par l'effet de la silice, absorber un épanchement de sang dans les tissus.

Quand *Calc. phos.* ne parvient pas à absorber un exsudat séro-albumineux, on le remplacera par *Silicea*.

Ce dernier remède guérit aussi les affections chroniques rhumatismales ou goutteuses.

On l'emploie contre les graviers des reins, contre l'écoulement surabondant du lait, les suites de la suppression subite de la transpiration des pieds, le gonflement des glandes, la suppuration des os et du périoste, le rachistime, la surdité des vieillards.

Dans toutes ces maladies il existe ordinairement un dégoût pour la viande, ainsi que pour les aliments cuits et chauds.

Silicea est, à côté de *Magn. phos.*, le remède de la nervosisme, de l'hystérie et de l'hypocondrie.

On l'emploie contre la chute des cheveux, contre la dyscratie scrofuleuse, rachitique et tuberculeuse ; la carie des os, les panaris, l'inflammation des reins, la suppuration des amygdales, les ulcérations des jambes, la constipation chronique, les fistules anales, l'asthme des tailleurs de pierres, les convulsions épileptiformes, l'insomnie nerveuse, le rhumatisme héréditaire, l'inflammation des yeux et du sac lacrymal, la cataracte qui se produit à la suite de la suppression subite de la transpiration des pieds; contre les affections du tympan; les écoulements des oreilles des personnes cachectiques.

Le mal de tête partant de la nuque, remontant à l'occiput et jusqu'au front, amélioré par la pression et la chaleur, est guéri par ce remède.

Les hautes dilutions (12 x· à 30 x·) sont préférables. Les basses triturations (6 x·) peuvent cependant s'employer dans les cas aigus, dans les maladies scrofuleuses, les gonflements glandulaires avec suppuration. Extérieurement, on applique la 3 x·, dissoute dans de l'eau tiède ; contre les ulcères, le charbon, les abcès, les panaris, l'ozène (en insufflution) les ulcérations de la matrice, des seins (en injections).

Remarque. — Prochainement nous publierons une description complète de ces remèdes d'après les meilleurs auteurs.

CHAPITRE III

Doses et manière d'administrer ces remèdes.

Pour être efficaces, ces médicaments doivent être administrés dans une proportion minime; ils demandent un travail spécial et très long, pour en diviser les molécules autant que possible, afin qu'ils puissent s'assimiler et se transporter au siège du mal. La plupart d'entre eux ne se dissolvent, à leur état de matière brute, ni dans l'eau, ni dans l'alcool. La divisibilité des molécules ne s'obtient que par des triturations.

C'est de cette manière que se préparent les différentes atténuations, dont il est question dans notre opuscule. Lorsque ces triturations sont mal faites, le médicament ne produit aucun effet. Pour avoir de bons remèdes, il est nécessaire de les demander aux pharmaciens homœopathes, c'est-à-dire à ceux qui ne s'occupent que de cette spécialité.

Nos remèdes s'administrent généralement à la sixième trituration décimale (6 x·); à l'extérieur, à la 3 x· ou 4 x·. Quelquefois on les prescrit à la 4 x·; à la 12 x· et même à la 30 x·; tels sont *Calc. fl.*, *Ferr. ph.*, *Natr. mur.* et *Silicea*, qui agissent mieux dans les hautes atténuations (12 x· à 30 x·). Souvent aussi il est bon d'alterner les dilutions du même remède, c'est-à-dire de donner une fois la 6 x·, une autre fois la 12 x', la 18 x' et continuer de même ; les effets curatifs ne se produisent que plus vite et d'une manière éclatante.

La dose est d'une pincée, soit un peu plus grande, soit un peu plus petite, selon l'âge, à prendre à sec sur la langue ou dans un peu d'eau tiède, au moins trente minutes avant le repas ou une heure après.

Cette dose se répète toutes les deux heures dans les maladies chroniques; plus souvent dans les maladies aiguës, dans lesquelles la marche est plus rapide.

On peut aussi administrer deux remèdes dans la même maladie. Ainsi, dans celles où il y a de la fièvre, où la peau est brûlante, on emploiera toujours *Ferr. ph.* ; tant que la fièvre dure, on alterne ce dernier remède avec un autre, qui est aussi indiqué par les symptômes.

Dans les hautes atténuations, depuis la 7e x' on emploie aussi le remède à l'état liquide ; dans ce cas, on remplace la pincée de poudre par 2 à 3 gouttes de liquide (dilution) dans une cueillerée d'eau ou sur une tablette (pastille) de sucre de lait.

Dans beaucoup de maladies l'usage externe de nos remèdes est aussi nécessaire que l'usage interne. Nous prions nos lecteurs de ne pas oublier cette recommandation.

A cet effet on fait dissoudre une basse trituration (3 x' ou 4 x'). Dans un peu d'eau tiède, que l'on emploie en lotions, injections, insufflations, gargarismes ou compresses plusieurs fois par jour.

CHAPITRE IV

INDICATIONS GÉNÉRALES POUR L'EMPLOI DES REMÈDES BIOCHIMIQUES

La Fièvre

La fièvre a pour but d'éliminer du corps les stimulants et les produits des maladies.

Par suite de cette élimination une guérison spontanée peut parfois s'opérer ; mais cette guérison ne se produit que rarement. Dans ce cas, les moyens thérapeutiques sont nécessaires pour venir en aide à la nature.

Administrer l'antipyrine, l'antifébrine, la quinine pour diminuer ou couper la fièvre, c'est agir contre la nature et retarder la guérison, et par suite, prolonger la durée de la maladie, affaiblir le malade et souvent même l'empêcher de recouvrer la santé.

En ce qui concerne le traitement biochimique de la fièvre, c'est *Ferrum phos.* qui est le remède de la fièvre inflammatoire, parce que ce dernier guérit l'hyperhémie irritative, cause de cette maladie.

La fièvre qui accompagne le typhus, la fièvre puerpérale et le rhumatisme articulaire aigu, est diminuée au fur et à mesure de la guérison de ces maladies par *Kali phos.*, *Natr. phos.* etc.

Exsudats

Ecoulement de fibrine : *Kal. chlor.*
« d'albumine : *Calc. phos.*
« d'eau claire : *Natr. mur.*
« « jaune : *Natr. sulf.*
« de mucosités : *Natr. mur.*
Lorsque l'exsudat devient fétide : *Kali, ph.*
« « « jaunâtre : *Kali. sulf.*

Inflammation des séreuses

Méningite Pleurésie Péricardite Endocardite Péritonite	*Ferr. phos.* convient à la période d'inflammation. Pour les autres remèdes, voyez « Exsudats ».

Pneumonie et Péripneumonie

Dans la période inflammatoire : *Ferr. phos.* Pour les autres remèdes, voyez « Exsudats ».

Rhumatisme articulaire. — Goutte

Natr. phos. absorbe l'acide urique qui s'est déposé et l'amène hors de l'organisme par les voies ordinaires.

Le dépôt des sels d'acide urique (urates) demande l'emploi de *Silicea.*

Quant au rhumatisme musculaire, il faudra se rapporter au chapitre « Douleurs de la nuque, du dos et des membres ».

Maladies des Reins

Ferr. ph., *Kalium chlor.*, *Natr. phos.* répondent à l'inflammation des reins.

Kali sulf., *Calc. ph.*, *Kali phos.* et *Natr. mur.* s'emploient contre l'albuminurie.

Les symptômes qui accompagnent la maladie, ainsi que la constitution du malade, indiquent le choix à faire parmi les remèdes.

L'albuminurie à la suite de la scarlatine exige l'emploi de *Kali sulf.*

L'emploi de *Silicea* empêche la formation des graviers.

Fièvre puerpérale

Le remède spécifique de cette maladie est *Kali phos.*

Typhus

Kali phos. est le remède spécifique de cette maladie. Contre l'état comateux, on emploiera *Natr. mur.* alterné avec le précédent.

Symptômes adynamiques

Lorsque, dans une maladie (diphtérie, scarlatine, etc.) accompagnée de fièvre, il se présente de l'assoupissement, de la sécheresse de la langue, des vomissements aqueux, etc., il faut employer *Natr. mur.*; lorsque la langue est chargée d'un enduit brunâtre, qu'il y a des selles fétides, des hémorragies septiques, on se servira de *Kali phos.*

Diphtérie

La forme catarrhale, qui se présente le plus souvent avec peu de tuméfaction et avec un exsudat gris-blanc, se traite par *Kal. chlor.* Lorsque la tuméfaction est plus considérable et que l'exsudat, qui couvre très souvent la glotte, est très abondant, on emploiera *Calc. phos.* L'enflure des amygdales avec un enduit jaune demande l'emploi de *Natr. phos.*

Contre la gangrène que l'on observe parfois, on emploiera *Kali. phos.* Ce remède guérit aussi la paralysie consécutive à la diphtérie.

Lorsque l'exsudat est blanc, on peut alterner *Calc. ph.* avec *Kali sulf.*

Dans cette maladie, il faut rejeter l'emploi de l'eau froide, de la glace, de l'acide phénique, etc., ainsi que les envelopper de draps mouillés, dont se servent certains médecins pour produire la transpiration. Cette médication affaiblit les malades et précipite le sort final, comme le constate l'expérience.

Croup

Dans le faux croup ou pseudo-croup, on emploiera

Kal. chlor. Dans le vrai croup, on se servira de *Calc. phos.* que l'on peut alterner avec *Kali. sulf.* pour hâter la séparation de l'exsudat sur la face muqueuse.

Dysenterie

Ferr. phos. et *Kal. chlor.* alternés suffisent dans la plupart des cas.

Lorsqu'il se présente du délire, de la météorisation, des selles fétides, on se servira de *Kali. phos.* Ce remède s'emploie aussi contre les selles sanguinolentes.

Les douleurs de ventre, qui sont soulagées par la pression, ou en se repliant sur soi-même, exigent l'emploi de *Magn. phos.*

Scarlatine

Dans les cas peu graves, *Ferr. phos.* et *Kal. chlor.* suffisent.

Pour les symptômes des cas graves, il faudra se rapporter à ce qui a été dit aux chapitres « Diphtérie » et « Symptômes adynamiques », afin de choisir le remède convenable.

L'hydropisie consécutive à la scarlatine se traite par *Kali. sulf.*

Variole. — Petite vérole

Au commencement de la maladie, il faut employer

Kal. chlor. Lorsqu'il se forme des pustules, on administrera *Natr. phos.* Dès qu'il se présente des symptômes adynamiques ou une décomposition du sang, on aura recours à *Kali phos.* Quand les pustules deviennent confluentes, on se servira de *Natr. mur.*

Rougeole

Les symptômes indiqueront les remèdes à choisir; ce sont : *Ferr. phos.*, *Kal. chlor.*, *Kali. sulf.*, *Natr. mur.*

Influenza

Le remède spécifique de cette maladie est *Natr. sulf.* Les personnes, guéries par ce remède, ne sont pas sujettes aux maladies consécutives.

Maux de tête. — Névralgies faciales

Ferr. phos. Elancements, pression ou battements, aggravés en secouant la tête, en se baissant ou par un mouvement quelconque. Douleurs avec chaleur et rougeur de la face; douleurs avec vomissements des aliments. Les maux de tête des enfants sont guéris facilement et très vite par ce remède.

Calc. phos. Douleurs avec fourmillement, froid et torpeur. Par surmenage intellectuel.

Kal. chlor. Douleurs avec vomissements de mucosités blanchâtres.

Kali. phos. Douleurs des personnes pâles, sensibles, irritables ; avec grande lassitude consécutive.

Magn. phos. Douleurs vives, lancinantes, s'élançant d'un point à un autre et se répétant souvent.

Kali sulf. Douleurs s'aggravant le soir à la chambre chaude et s'améliorant à l'air frais.

Natr. mur. Douleurs avec vomissements d'eau ou de mucosités transparentes. Douleurs avec un enduit de la langue d'une mucosité claire et avec des selles difficiles, ou avec écoulement de larmes corrosives.

Natr. sulf. Douleurs avec vomissements de bile.

Natr. mur. et *Natr. sulf.* dans la fièvre intermittente, commençant par des maux de tête ou par une névralgie faciale.

Silicea. Douleurs avec éruption simultanée de petites pustules de la grosseur d'un poids sur la tête.

Tête et cheveux

Contre la chute des cheveux, on emploiera *Natr. mur.*, à l'intérieur et à l'extérieur.

Contre l'alopécie : *Kali phos.*

Contre l'herpès-tonsurans : *Natr. sulf.*

Commotion cérébrale

Le remède est *Kali phos.* Lorsqu'il subsiste des troubles de la vue, on emploiera *Magn. phos.*

Contre l'hydrocéphalie : *Calc. phos.*
— le céphalome : *Calc. fluor.*
— les craniotabes : *Calc. phos.*

Lorsque l'ossification des fontanelles tarde à s'opérer *Calc. phos.*

Lorsqu'une de ces maladies est accompagnée de diarrhée fétide, on administrera *Kali phos.*

Délirium tremens

La plupart des cas seront guéris par *Natr. mur*; lorsque ce dernier échoue, on se servira de *Kali ph.*

Vertiges

Ferr. phos., à la suite de congestion de sang à la tête. *Kali phos.*, contre les vertiges nerveux. Quand les vertiges sont produits par des symptômes gastriques, il faudra prendre en considération l'enduit de la langue pour choisir le remède.

Les Oreilles

Ferr. phos. guérit les douleurs produites par hyperhémie, ainsi que la surdité accompagnée de bruits.

On choisira contre les affections nerveuses en tenant compte des symptômes : *Magn. phos.*, *Calc. phos.*, *Kali phos.*

Contre le gonflement inflammatoire du conduit auditif : *Silicea.*

Ecoulement liquide jaunâtre : *Kali sulf.*

— d'un pus épais : *Natr. phos.*

La surdité provenant d'un gonflement et d'un catarrhe de la trompe d'Eustache ou de la cavité du tympan se guérit par *Kal. chlor.*, *Natr. mur.*

Lorsque la surdité a pour cause un exsudat dur de l'oreille, on administrera *Silic.* et *Calc. fl.*

Parotite

Le spécifique est *Kal. chlor.*

Lorsqu'il y a forte salivation, c'est *Natr. mur.*

Maux de Dents

Les remèdes sont :

Natr. mur. Douleurs avec larmoiement et salivation.

Kal. chlor. Douleurs et enflure de la gencive et de la joue. Lorsque ce dernier ne suffit pas : *Silicea*, et quand l'enflure est très dure : *Calc. fluor.*

Magn. phos. Douleurs qui changent rapidement de place avec des intervalles de repos, soulagées par la chaleur et la pression, ou aggravées par le moindre attouchement.

Kali sulf. Douleurs s'aggravant le soir et dans la chambre chaude.

Ferr. phos. Chaleur de la joue; aggravation par des boissons chaudes et amélioration par des boissons froides.

Kali phos. Gencives saignantes; entourées d'un bord rouge-clair.

Calc. fluor. Lorsque la dent est branlante et que sa surface est sensible au moindre attouchement.

Dentition des enfants

Calç. phos. et surtout *Calc. fluor.* favorisent l'éruption des dents.

Lorsqu'il y a de la fièvre : *Ferr. phos.*; des crampes ou convulsions avec fièvre : *Ferr. phos.*; des convulsions sans fièvre : *Magn. phos.* et *Calc. phos.*; avec inflammation des yeux : *Ferr. phos.*; *Calc. phos.*; de la salivation : *Natr. mur.*; crampes du larynx : *Magn. phos.*; diarrhée : voyez ce mot.

Yeux

Blépharite ciliaire : *Kal. chlor.*, *Natr. phos.*

Orgelets, tumeurs, induration des paupières : *Silicea*, *Calc. fluor.*

Hyperhémie de la conjonctive sans écoulement : *Ferr. phos.*.

Ecoulement blanc ou blanc-grisâtre : *Kal. chlor.*

— séreux, muqueux : *Natr. mur.*

— de mucosités blanches : *Kali. sulf.*

— épais, jaune, purulent : *Natr. phos.*, *Silicea.*

Ecoulement jaune-verdâtre : *Natr. sulf.*

— comme de la crème : *Natr. phos.*

Inflammation des yeux des nouveau-nés : *Natr. phos.*

Les autres remèdes sont à choisir, selon les sécrétions.

Inflammation des yeux des scrofuleux : *Natr. phos.* et *Magn. phos.*

Trachoma : *Kal. chlor.*

Kératite : *Kal. chor.*, lorsque l'exsudat est blanc-grisâtre; *Calc. phos.* quand il est blanc, et *Natr. phos.* s'il est jaune.

Vésicules à la cornée : *Natr. mur.*

Ulcère plat : *Kal. chlor.*

Ulcère profond : *Silicea.*

Taches de la cornée : injection avec *Natr. mur.* dilué dans de l'eau, répétée plusieurs fois par jour.

Hypopyon : *Silicea.*

Iritis : *Kal. chlor.*

Rétinite : *Ferr. phos.*

Exsudat de la rétine : *Kal. chlor.*

Photophobie : *Kali phos.*

Strabisme : *Magn. phos.*; produit par des vers : *Natr. phos.*; à la suite de la diphtérie : *Kali phos.*

Asthénopie nerveuse : *Kali phos.*

— hydrémique : *Natr. mur.*

Douleurs violentes et perforantes dans les yeux d'origine nerveuse : *Magn. phos.*; d'origine rhumatismale : *Natr. phos.* ; d'origine goutteuse : *Silicea.*

Douleurs dans les yeux se répétant tous les jours à la même heure avec larmoiement : *Natr. mur.*

Cavité buccale

Inflammation catarrhale [illegible] queuse qui tapisse le palais, les amygdales et le gosier : *Ferr. phos.*; rougeur et violente douleur : *Kal. chlor.*, exsudat blanc; *Natr. phos.*, exsudat jaune; *Natr. mur*, mucosités transparentes mousseuses.

Angine tonsillaire : *Natr. phos.*

Gonflement chronique des amygdales : *Magn. phos.*

Inflammation de la luette : *Natr. mur.*

— de la langue : *Ferr. phos.*; quand la langue est fortement gonflée et rouge foncé : *Silicea*; avec suppuration : *Calc. fluor.*, induration.

Scorbut et gangrène : *Kali phos.*

Gencives, lorsqu'elles sont pâles : *Calc. phos.*; lorsqu'elles sont entourées d'un cercle rouge-clair : *Kali phos.* Ce dernier s'emploie aussi contre le saignement des gencives.

Enduit de la langue : *Kal. chlor.*, blanc ou muqueux; *Natr. mur.*, muqueux, le bout de la langue est couvert de salive mousseuse, langue pure et humide; *Natr. sulf.*, langue sale, enduit brun-verdâtre, goût amer; *Kali phos.*, langue comme couverte de moutarde, odeur fétide de la bouche; *Natr. phos.*, enduit jaune d'or et humide; *Kali sulf.*, enduit muqueux, jaune.

Aphtes : *Kalium chlor.*, enduit blanc ou blanc-gris.

Aphtes : *Natr. phos.*, enduit jaune.
— *Kali phos.*, enduit avec bords rouges.
Noma : *Kali phos.*.

Vomissements

Vomissements d'aliments : *Ferr. phos.*
— de bile : *Natr. sulf.*
— de liquides ou de mucosités transparentes et filantes : *Natr. mur.*

Vomissements de sang : *Ferr. phos.*, *Kali phos.*, *Natr. phos.*

Vomissements de mucosités blanches : *Kal. chlor.*
— de liquides aigres et de masses caséeuses : *Natr. phos.*

Vomissements pendant la dentition : *Calc. phos.* et *Calc. fluor.*

Mal de mer : *Natr. phos.*

Jaunisse

On emploie généralement *Natr. sulf.*, parce que dans la plupart des cas, la maladie est produite par une surcharge de la bile. En seconde ligne on trouvera *Kal. chlor.*, *Kali sulf.* et *Natr. mur.* que l'on choisira selon les symptômes.

Douleurs d'Estomac et du Ventre

Inflammation aiguë de l'estomac (gastrite) avec

douleurs violentes, vomissements et fièvre : *Ferr. phos.*

Lorsque le traitement a été retardé et qu'il se produit de la prostration, de la sécheresse de la langue, etc., on administrera *Kali phos.*

Douleurs aiguës ou chroniques de l'estomac, qui s'aggravent par le manger ou par la pression sur l'estomac, s'il y a vomissements d'aliments : *Ferr. phos.*

Douleurs crampoïdes sans enduit de la langue et sensation de compression : *Magn. phos.*

Douleurs avec salivation, vomissement de mucosités et selles lentes : *Natr. mur.* Si ce remède ne suffit pas, il devra exister un certain enduit de la langue ; dans ce cas il faut administrer le remède indiqué par l'enduit.

Pression et plénitude avec enduit muqueux jaune de la langue : *Kali sulf.*

Gargouillement dans l'estomac et renvoi de gaz par petites portions, ne soulageant pas : *Magn. phos.*

Douleurs occasionnées par des gaz qui ne peuvent s'expulser : *Natr. sulf.*

Colique dans la région ombilicale, obligeant à se plier sur soi-même : *Magn. phos.*

Colique flatulente des petits enfants, qui attirent les jambes vers le ventre, avec ou sans diarrhée : *Magn. phos.*

Lorsqu'il existe un excès d'acide lactique (aigreurs), on administrera *Natr. phos.*

Quant aux douleurs d'estomac, accompagnées de vomissements, la nature de ces derniers indiquera le remède.

Douleurs gastriques avec aigreurs ou pyrosis, ou à la suite d'aliments gras : *Natr. phos.*

Ulcère de l'estomac : *Kali. phos.*

Colique flatulente des adultes avec constipation : *Natr. sulf.*

Colique de plomb saturnine : *Natr. sulf.* 2 x'.

Colique hépathique : *Magn. phos.* — Préservatif empêchant la production des calculs : *Natr. phos.*

Ectasie (dilatation de l'estomac) : *Kali. phos.*

Diarrhée

Evacuations séreuses, muqueuses : *Natr. mur.*

— fétides : *Kali pos.*

— séreuses, bilieuses *Natr. sulf.*

— sanguinolentes et muqueuses : *Kal. chlor.*

Evacuations sanguinolentes et purulentes : *Natr. ph.*; *Silicea.*

Diarrhée occasionnée par une surabondance d'acide : *Natr. phos.*

Diarrhée liquide précédée de tranchées : *Magn. phos.*

Cholérine et choléra : *Natr. sulf.*

Vers

Natr. phos. est le remède des ascarides lombricoïdes, parce qu'il empêche la production surabondante d'acide lactique, cause de l'existence des vers.

Natr. mur. s'emploie contre les ascarides vermiculaires.

Hémorrhoïdes

Le remède spécifique est *Calc. fluor.*

Lorsque les nodosités sont enflammées : *Ferr. phos.*

Contre les fortes douleurs sans inflammation on emploiera : *Magn. phos.*

Les hémorrhoïdes dites muqueuses se traitent par *Natr. mur.*

Diabète

Le remède de cette maladie est *Natr. sulf.*

Lorsque des symptômes bien prononcés ne se rapportent pas à ce dernier, il faudra choisir un autre qui corresponde.

Coryza. — Rhume de cerveau

Coryza sec : *Kal. chor.*; des scrofuleux : *Natr. phos.*

Coryza humide; sécrétion séreuse, muqueuse claire : *Natr. mur.*

Coryza humide ; sécrétion muqueuse jaune : *Kali sulf.*

Coryza humide ; sécrétion épaisse, purulente *Natr. phos.* ou *Silicea* (*Calc. sulf.*)

Ozène : *Natr. phos.* et *Magn. phos.*

Lorsque la sécrétion est verdâtre : *Natr. sulf.*

Enrouement

Dans l'enrouement simple, causé par un refroidissement : *Kali chlor.* Rarement on aura besoin d'y ajouter *Kali sulf.* Lorsque l'enrouement est la suite d'efforts des cordes vocales (chanteurs, orateurs, etc.), on emploiera *Ferr. ph.* ou *Kali ph.*

Toux

La toux aiguë, courte, convulsive, très douloureuse exige d'abord *Ferr. phos.*, ensuite *Kal, chlor.*

Magn. phos. répond à la coqueluche.

Quant aux mucosités expulsées, voyez « Maladies des membranes muqueuses ».

Asthme

Kali phos. et *Magn. phos.* correspondent à l'asthme nerveux ; ce dernier, lorsque l'asthme est accompagné de flatuosités.

L'asthme, accompagné de catarrhe, doit être traité

selon la qualité des expectorations. Voyez « Maladies des membranes muqueuses ».

Coqueluche

Ferr. phos. répond à la période catarrhale inflammatoire, *Magn. phos* , à l'état nerveux.

On emploiera *Ferr. phos.* contre les vomissements d'aliments. On choisira, selon le caractère des expectorations : *Kal. chlor.* ou *Natr. m.* ou *Kali sulf.*

Un symptôme accessoire particulier pourra rendre nécessaire *Kali phos.* ou *Calc. phos.* comme remède intercurrent.

Œdème pulmonaire aigu

La difficulté de respirer, la cyanose, la toux convulsive, accompagnées d'expectorations séreuses et mousseuses, exigent l'emploi de *Kali phos.* et de *Natr. mur.*

Maladies des membranes muqueuses

Dans le choix des remèdes, il faut aussi considérer la consistance et la couleur des sécrétions.

Sécrétions fibrineuses blanches ou grisâtres : *Kalium chlor.*

Sécrétions albumineuses : *Calcar. phos.*

— jaunes d'or : *Natr. phos.*

— jaunes muqueuses : *Kali sulf.*

Secrétions verdâtres : *Natr. sulf.*

— claires transparentes : *Natrum mur.*

— purulentes : *Natr. ph.*, *Silic.* (*Calc. sulf.*).

— très fétides : *Kali phos.*

— excoriantes : *Natr. mur.*, *Kali phos.*

Polypes

Le remède spécifique est *Calc. phos.*

Catarrhe vésical. Cystite

En première ligne, nous avons *Natr. phos.*

Pour les autres remèdes, voyez « Maladies des membranes muqueuses ».

Silicea répond généralement au catarrhe chronique.

Hypertrophie de la prostate : *Magn. phos.*

Incontinence d'urines

Nous remarquerons par la caractéristique des remèdes que *Natr. sulf.* guérit aussi bien une rétention qu'une incontinence d'urine (pissement au lit) ; mais l'une ou l'autre de ces infirmités étant sous la dépendance d'une neurasthénie locale ou générale, on emploiera *Kali phos.*

Lorsque la rétention est produite par un spasme du sphincter, on se servira de *Magn. phos.*

Natr. phos. s'emploie chez les enfants sujets aux vers.

Ferr. phos., dans la rétention d'urine accompagnée de chaleur et de fièvre.

Maladies de la peau

Les remèdes recommandés contre les maladies des membranes muqueuses s'emploient aussi contre les maladies de la peau, eczéma, dartre, etc.

Vésicules avec des matières séro-fibrineuses : *Kal. chlor.*

Vésicules avec des matières albumineuses : *Calcar. phos.*

Vésicules avec des matières séreuses : *Natr. mur.*

— — — jaunes de miel : *Natr. phos.*

— — — purulentes : *Natr. ph.*, *Silic.* (*Calc. sulf.*).

Vésicules avec des matières sanguinolentes, fétides : *Kal. ph.*

Pustules avec inflammation : *Silicea.*

Les pellicules ou croûtes à la suite de la rupture des vésicules se traitent par les remèdes suivants :

Kal. chlor, enduit farineux ;

Calc. phos., croûtes jaunes blanchâtres ;

Natr. mur., desquamation blanche ;

Natr. phos., croûtes jaunes de miel ;

Natr. sulf., desquamation jaunâtre ;

Silicea, croûtes de pus jaune.

Croûtes ou pellicules fétides sales : *Kali ph.*

Desquamation abondante sur un fond visqueux : *Kali sulf.*

Croûtes avec escarres dures dans les mains, avec ou sans gerçures : *Calc. fluor.*

Gonflement des glandes sébacées : *Natr. phos.*

Inflammation et suppuration de ces glandes : *Silicea.*

Les éruptions humides répondent aux sels de soude (*Natrum*), qui sont à choisir d'après la couleur des sécrétions.

Contre les éruptions se produisant à la suite de la vaccination, on emploiera *Kal. chlor.* ou *Natr. phos.*

Contre l'excoriation de la peau des petits enfants, on se servira de *Natr. phos.* ou *Natr. mur.*; lorsqu'il se produit une diarrhée fétide : *Kali phos.*

Urticaire : *Kali phos.*

Demangeaisons : *Magn. phos.*

Gerçures : *Calc. fluor.*

Psoriasis : *Magn. phos.*

Affections des ongles : *Silicea.*

Erysipèle, inflammation œdémateuse molle : *Natr. sulf.*; infiltrée : *Natr. phos.*

Herpès zoster : *Natr. mur.* — *Ferr. phos.* est indiqué contre l'inflammation érysipélateuse avec fièvre intense. Pour favoriser la desquamation : *Kali sulf.*

Pemphigus (vésicules renfermant des liquides séreux) : *Natr. sulf.*, lorsque les liquides sont jaunes ; *Natr. mur.*, lorsque le liquide est clair comme de l'eau. — Contre le pemphygus malin avec contenu liquide, sanguinolent et surface ridée : *Kali phos.*

Brûlures : Lorsqu'il se forme des vésicules, on administrera *Natr. mur.* Quand il existe une surface blanche ou gris-blanche : *Kal. chlor.* Lorsque la plaie suppure : *Silicea* (*Calc. sulf.*). Tous ces remèdes à l'intérieur et à l'extérieur.

Engelures récentes et suppurantes : *Natr. sulf.*

Panaris } *Silicea.*
Furoncle }

Charbon : *Calc. fluor.* ; plus tard : *Kali phos.*

Phlegmon : L'inflammation phlegmoneuse de la peau demande *Natr. phos.* Lorsqu'il se forme un foyer purulent : *Silicea.* Lorsque le pus devient fétide : *Kali phos.* Tant qu'il a des infiltrations : *Calc. fluor.*

Gangrène : *Kal. chlor.* ou *Silicea*, *Kali ph.*

Piqûres d'insectes : *Natr. mur.* (aussi à l'extérieur)

Verrues aux mains : *Kal. chlor.* A l'extérieur on fera fondre, gros comme un pois, du même sel dans une cuillerée d'eau et l'on en humecte les verrues et les parties environnantes plusieurs fois par jour. *Natr. sulf.* s'emploie aussi au même usage.

Mastite. — Inflammation des seins

Contre l'inflammation de la glande mammaire on

se servira d'abord de *Natr. phos.* Lorsqu'il se forme un foyer purulent : *Silicea.* Contre l'induration : *Calc. fluor.*

Ganglions lymphatiques

Voyez le paragraphe « Scrofule et Tuberculose ». On pourra aussi se rapporter à ce qui a été dit aux mots « Suppuration » et « Induration »

Goître

Le spécifique est *Magn. phos.*

Chancre et Gonorrhée

Contre le chancre mou : *Kal. chlor.*; phagédénique : *Kali phos.*; induré : *Calc. fluor.*

Contre la syphilis chronique : *Kal. chlor.*, *Kali. sulf.*, *Natr. mur.*, *Natr. sulf.*, *Silicea*, *Calc. fluor.*, selon les symptômes.

Gonorrhée : le remède principal est *Natr. phos.*

Contre l'écoulement de sang de l'urèthre : *Kali phos.*

Contre la gonorrhée chronique on emploiera *Natr. mur.* et *Silicea*, Lorsque la sécrétion est verdâtre : *Natr. sulf.*

Condylômes : *Kal. chlor.* et *Natr. sulf.*

Orchite : *Ferr. phos.* ; puis *Cal. chlor.* et *Calc. phos.*

Testicules (induration des) : *Calc. fluor.*

Œdème scrotal : } *Natr. mur.* et *Natr. sulf.*
— préputial : }

Balanite : *Kali sulf.*; sécrétion fétide : *Kali phos.* (à l'intérieur et à l'extérieur).

Hydrocèle : *Natr. mur.*, *Calcar. phos.* ou *Silicea.*

Blessures

Les contusions, coupures, luxations et autres blessures fraîches exigent *Ferr. phos.* dès le commencement. Lorsqu'il se produit, après l'emploi de ce remède, une tumeur ou une enflure, on aura recours à *Kal chlor.* Si, par négligence de soins, il y a eu suppuration : *Silicea* (*Calc. sulf*). La gangrène demande *Kali. phos.*

Les fractures d'os, outre l'intervention d'un chirurgien, demandent d'abord l'emploi de *Ferr. phos.*, plus tard, celui de *Calc. phos.*

Ulcères des jambes

Pour ces ulcères, il faudra se rapporter aux chapitres « Maladies de la peau » et « Maladies des membranes muqueuses ». En première ligne nous aurons l'emploi de *Natr. mur.* et *Natr. sulf.*

Maladies des Os

La périostite avec tendance à l'ulcération demande *Silicea.* Les nodosités dures, bossues exigent l'emploi de *Calc. fluor.* Ce dernier agit le mieux contre la tumeur sanguine de la tête.

Contre le rachitisme on emploiera *Calc. phos.* Lorsqu'il s'y ajoute de l'atrophie avec diarrhée fétide, il faudra d'abord guérir ce dernier état au moyen de *Kali phos.*; une surabondance d'acide lactique se traitera par *Natr. phos.*

L'inflammation de l'articulation coxo-fémorale se traitera par *Natr. phos.* et *Silic.* (Calc. sulf.).

Hémorragies

Ferr. phos., sang rouge se coagulant facilement.

Kal. chlor., sang noir et épais.

Kali phos. et *Natr. mur.*, sang rouge-clair ou noirâtre, mais liquide et séreux.

Le saignement du nez des enfants demande, en général, l'emploi de *Ferr. phos.* et la disposition à ces saignements, *Kali phos.*

Contre les hémorragies de la matrice, on emploie de préférence : *Ferr. ph.*, *Calc. fluor.*, *Kali phos.*

Les hémorroïdes saignantes se traitent par *Kal. chlor.*, *Calc. fluor.* (Voyez plus haut Hémorroïdes).

Menstruation

Les symptômes nous guident dans le choix des remèdes à prendre contre les troubles de la menstruation.

Douleurs d'accouchement

Kali phos., douleurs faibles.

Magn. phos., douleurs avec crampes.

Calc. fluor., contre le manque des douleurs par atonie des fibres élastiques de la matrice; *Kali phos.*, lorsque le manque des douleurs a pour cause des troubles d'innervation.

Colique menstruelle

Magn. phos., contre la colique en général.

Kali phos., des personnes pâles, sensibles, irritables, de larmes faciles.

Ferr. phos., avec pulsations précipitées du cœur et face rouge.

Ferr. phos. et *Magn. phos.*, contre le vaginisme.

Lactation

Natr. sulf., diminue l'écoulement du lait.

Calc. phos., l'augmente.

Natr. mur., s'emploie contre le lait trop liquide et bleuâtre.

Douleurs de la nuque, du dos et des membres

Les douleurs qu'on éprouve pendant le mouvement ou qui s'aggravent par le mouvement, demandent l'emploi de *Ferr. phos.*, suivi, en cas de nécessité, de *Kal chlor.*

Les douleurs paralytiques, améliorées par un mouvement tempéré, aggravées par une marche ou un effort et surtout au commencement du mouvement ou en se relevant du repos, demandent l'emploi de *Kali phos.*

Les douleurs avec engourdissement, fourmillement ou sensation de froid, aggravées la nuit ou dans le repos : *Calc. phos.*

Les douleurs vives, lancinantes, perforantes, intermittentes, mobiles, améliorées par la chaleur et la pression : *Magn. phos.*

Les douleurs aggravées dans la chambre chaude et vers le soir ou améliorées dans l'air frais : *Kali. sulf.*

Quant aux douleurs, que le patient ne peut pas décrire nettement, le remède doit être choisi d'après les symptômes : éruptions, enduit de la langue, sécrétions, etc.

Lumbago : *Ferr. ph.* et *Natr. phos.*

Sciatique : *Ferr. ph.* répond aux douleurs goutteuses et rhumatismales inflammatoires aiguës; *Natr. phos.*, à ces mêmes douleurs chroniques. *Kali phos.* et *Magn. phos.*, aux douleurs nerveuses, en choisissant l'un ou l'autre selon les symptômes.

Contre l'hydropisie du genou et l'hygroma patelle on emploie *Calcar. phos.* ou *Silicea.*

Crampes et autres affections nerveuses

Contre les palpitations du cœur on emploiera, selon les symptômes : *Ferr. phos.*, *Kal chlor.*, *Natr. mur.*, *Kali phos.*, *Kali sulf.*, etc.

Les remèdes principaux de l'hystérie sont : *Kal. chlor.*, *Natr. mur.*, *Natr. phos.*, à choisir selon les symptômes. Contre les accès nocturnes : *Silicea*.

Calc. phos. s'emploie contre les crampes des sujets anémiques et rachitiques.

Contre la crampe de la glotte, le tétanos, la crampe des mâchoires, des mollets, des écrivains, la danse de Saint-Guy, etc. : *Magn. phos.*, *Kali phos.*, *Calc. phos.*

Kali. phos., s'emploie contre les crampes qui sont la suite d'un effort des parties affectées. Le même remède s'emploie aussi contre l'agoraphobie.

Fièvre intermittente

Natr. sulf. et *Natr. mur.* sont les principaux remèdes contre cette affection.

Natr. sulf. doit être employé le premier ; *Natr. mur.*, lorsqu'un symptôme ne justifie pas l'emploi de *Natr. sulf.*

Les personnes, affectées de cette maladie, doivent, autant que possible, éviter les aliments gras, les contrées marécageuses et les habitations basses et humides.

Sorofules et tuberculose

On sait que *Natr. phos.* convertit l'acide lactique en eau et en acide carbonique. Basé sur ce principe, on s'explique la production des tumeurs lymphatiques en présence de l'acide lactique dans les ganglions lymphatiques, ainsi que la guérison de ces tumeurs au moyen de *Natr. phos.*, tant qu'elles ne sont pas indurées, parce que ce sel neutralise l'acide lactique et le convertit en eau et en acide carbonique.

Lorsque l'acide lactique est neutralisé, l'albumine coagulée, non encore durcie, devient liquide et se répand de nouveau dans le flux sanguin.

Comme la lymphe renferme aussi de la graisse, l'albumine coagulée peut devenir caséeuse. Contre cet état on emploie *Magn. phos.* Par ce sel, les cellules seront reconstituées et rendues propres à expulser les masses tuberculeuses. En effet, *Magn. phos.* a été reconnue curative contre la tuberculose et le lupus. Par ce même motif, Schüssler pense que le cancer pourra être guéri au moyen de ce remède.

A côté de l'emploi de *Magn. phos.*, il faut d'autres remèdes indiqués par les symptômes, pour guérir les affections catarrhales, les hémorragies pulmonaires, etc. qui accompagnent la tuberculose.

Pâles couleurs et autres affections anémiques

Les remèdes de la chlorose et de l'anémie sont : *Natr. mur.* et *Calc. phos.*

Les états anémiques causés par les affections de l'âme demandent l'emploi de *Kali phos.*

Contre la leucocythémie, on emploiera *Natr. sulf.* Il guérit aussi les suppurations chroniques des personnes affectées de cette maladie.

Hydropisies

Natr. sulf. et *Natr. mur.*, hydropisie simple.

Calc. ph., à la suite de pertes débilitantes.

Calc. sulf., à la suite de la scarlatine.

Les hydropisies consécutives aux maladies du cœur, du foie, etc., demandent les remèdes d'après les symptômes qui les accompagnent.

Calc. phos. ou *Silicea*, contre l'hydropisie du genou et l'hygroma-patællæ.

TABLE ALPHABÉTIQUE DE LA PREMIÈRE PARTIE

LA SANTÉ UNIVERSELLE

PAR

LA MÉDECINE BIOCHIMIQUE

OU

Traitement curatif de toutes les maladies des hommes et des animaux

AU MOYEN

DES SELS INORGANIQUES DU CORPS

D'APRÈS

la dernière édition de la « Abgekürzte Thérapie » du Dr Schüssler,

PAR

J. ORTH, PROFESSEUR

Auteur de plusieurs Journaux et Ouvrages de médecine

DEUXIÈME PARTIE : APPLICATIONS THÉRAPEUTIQUES

SE TROUVE :

Chez l'Auteur, à Toulouse,
et chez les principaux Libraires de Paris
et de province.

OUVRAGES DU MÊME AUTEUR

1° **La Médecine populaire.** Journal formant le complément du présent ouvrage; 12 numéros par an. — Prix : **2** fr.; **3** fr. pour l'Union postale.

2° **Biochemische Behandlung de Krankheiten** der Menschen und Thiere, von F.-J. ORTH, prof[r] und Dr H. Goullon. — Prix : **2** francs.

3° **Trésor médical des Familles.** Traitement des maladies par l'homéopathie. — Prix : **1** fr. **50.**

4° **Traitement hygiénique, préservatif et curatif du choléra.** — Prix : **0** fr. **50.**

5° **Journal populaire de médecine homéopathique.** — Les trois années, prix : **6** francs.

Tous ces ouvrages sont envoyés *franco* au prix indiqué contre mandat ou bon de poste.

DEUXIÈME PARTIE

Applications Thérapeutiques

ACCOUCHEMENT. *Ferr. phos.*, favorise l'expulsion du placenta. Vomissements d'aliments non digérés. — Administré une fois par jour, il prévient toute maladie inflammatoire consécutive.

Calc. fluor., arrière-douleurs. Manque des douleurs par atonie des fibres élastiques de la matrice.

Kali. phos., favorise l'accouchement ; une ou deux doses, administrées toutes les dix minutes suffisent. Douleurs faibles et insuffisantes ou lentes.

Magn. phos., Crampes, éclampsie, douleurs dans les hanches. Efforts excessifs d'expulsion. Douleurs spasmodiques pendant la délivrance.

Silicea, douleurs dans les pieds pendant le travail.

AFFECTIONS cutanées. Voyez : « Peau », (maladies de la).

AFFECTIONS dentaires des enfants :

Cal. phos. et *Cal. fluor*, dentition difficile.

Ferr. phos., avec fièvre, souvent convulsions.

Magn. phos. et *Calc. phos.*, convulsions sans fièvre.

Ferr. phos., *Calc. phos.*, inflammation des yeux.

Natr. mur., quand les enfants bavent.

Magn. phos., toux convulsive; spasme vésical.

Ferr. phos., rétention d'urine avec fièvre.

Pour la diarrhée, voyez ce mot.

— gastriques. Voyez : « Estomac » (maux d').

Natr. phos., à la suite d'aliments gras; avec production d'acide.— Voyez : « Gastralgie ».

AGORAPHOBIE. *Kali. phos.*

ALBUMINURIE. *Kali sulf.*, *Calc. ph.*, *Kali ph.*, *Natr. mur.*, à employer selon les symptômes.

ALOPÉCIE. *Kali phos.*, par plaques (intr. et extr. (1).

AMBLYOPIE (vue défectueuse). *Silicea*, à la suite de la suppression de la sueur des pieds.

AMYGDALES. *Magn. phos.*, enflées.

(1) Signifie : à l'intérieur et à l'extérieur.

AMYGDALITE. *Natr. phos.*

ANÉMIE. *Natr. mur.*, *Cal. phos.*, remèdes principaux.

Kali phos., à la suite d'émotions.

Voyez : « Chlorose, pâles couleurs. ».

ANGINE catarrhale. *Ferr. phos.*, avec rougeur et douleurs violentes.

Kal. chlor., avec un exsudat blanc ou grisâtre.

Natr. phos., exsudat jaune d'or,

Natr. mur., mucosités transparentes, vésiculeuses.

— tonsillaire., *Natr. phos.*

Magn. phos., chronique.

ARTHRITE. Voyez : Goutte.

ASCITE. Voyez : Hydropisie.

ASTHÉNOPIE *Natr. mur*, hyperhémique.

Kali phos., nerveuse.

ASTHME nerveux. *Kali phos.*

Magn. ph., avec flatulence.

Contre les expectorations on emploiera :

Kal. chlor., fibrineuses, blanches ou grisâtres.

Calc. phos., albumineuses.

Natr. phos., jaunes d'or.

Kali sulf., jaunâtres-muqueuses.

Natr. sulf., verdâtres.

Natr. mur., claires, transparentes.
Natr. phos., *Silicea*, purulentes.
Kali phos., très fétides.

ATROPHIE. *Silicea*, du tissu conjonctif.
Kali phos., des enfants avec diarrhée fétide.

APOPLEXIE. *Silicea.*

ATTOUCHEMENT. *Magn. phos.*, un léger mouvement aggrave ; la pression améliore.

BALANITE. *Kali sulf.*
Kali phos., lorsque l'écoulement est fétide.

BLÉPHARITE. *Kal. chlor.*, *Natrum phos.*

BLESSURES. *Ferr. phos.*, dès le commencement.
Kal. chlor., lorsqu'il se produit une tumeur.
Silicea, contre la suppuration.
Kali phos., gangrène.

BRIGHT (maladie de). Voyez : Albuminurie.

BRULURES. *Natr. mur.*, avec formation de vésicules (intr. et extr.).
Kal. chl., exsudat blanc ou grisâtre.
Natr. phos., (*Cal. sulf.*), suppuration (intr. et extr.)

BUBONS. *Ferr. phos.*, *Kal. chlor.*, *Natr. phos.*, *Silicea.*
Calc. fluor., selon les symptômes.

CATARRHE des bronches. Voyez : Toux.

— **de la conjonctive**. *Ferr. phos.*, avec hyperhémie sans sécrétions.

Suivant la composition et la couleur des sécrétions, on emploiera :

Kal. chlor., blanches ou grisâtres.

Natr. mur., muqueuses, séreuses,

Kali sulf., muqueuses, jaunâtres.

Natr. phos, *Silicea*,(*Calc. sulf.*), épaisses, jaunes, purulentes.

Natr. sulf., jaunes, verdâtres.

— **intestinal**. Voyez : « Diarrhée, douleurs de l'estomac et du ventre. »

— **du larynx**. *Kali sulf.*, sécrétion muqueuse, jaunâtre. Voyez : « Enrouement, toux, sécrétions muqueuses ».

— **nasal**. Voyez : Coryza, rhume.

— **urétral**. Voyez : Gonorrhée.

— **vaginal**. Voyez : Leucorrhée.

— **vésical**. Voyez : Cystite.

CALCULS. Voyez : Graviers.

CALVITIE. Voyez : Alopécie.

CANCER. *Magn. phos.*, *Kali phos.*

CÉPHALOME. *Calc. fluor.*

Kali phos., avec diarrhée fétide ; remède intercurrent.

CATARACTE. *Silicea*, à la suite de la suppression de la transpiration des pieds.

On emploie aussi : *Calc. fluor.* 12x'-30x'

Natr. mur. 12x'-30x' ; *Calc. phos.*, des scrofuleux ;

Silicea 12x'-30x' (tous intr et extr.)

CHANCRE. *Kal. chlor.*, mou.

Kali phos., phagédénique.

Calc. fluor., dur. (Tous intr. et extr.)

CHARBON. *Silic.*, *Calc. fl.*, *Kali ph.* (intr. et extr.)

CHEVEUX (chute des). *Natr. mur.* (à l'extérieur)

Kali phosp., par plaques.

CHLOROSE. *Natr. mur.*, *Calc. phos.*

Kali phos., avec tristesse, chagrin, caractère sombre.

CHOLÉRA *Natr. sulf.*; *Natr. mur.* (Dr Quesse).

Kali phos.; selles comme l'eau de riz ; face livide et bleuâtre, pouls faible.

— **des enfants**. *Calc. phos.*, surtout des enfants scrofuleux, avec diarrhée, muqueuse, séreuse et aliments non digérés ; *Kali phos.*, selles fétides.

Voyez : « Diarrhée, Dentition ».

CHOLÉRINE. *Natr. sulf.*

CHORÉE. *Magn. phos.*, *Calc. phos.*, *Kali phos.*, selon les symptômes.

CHUTE des cheveux. Voyez : Cheveux.

— **de la matrice**. *Calc. fluor.*

CLIGNOTEMENT des yeux. Voyez : Nystagme.

COLIQUE des enfants. *Magn. phos.* flatulente; les enfants attirent les jambes vers le ventre ; sans diarrhée.

Natr. phos., avec excès d'acide lactique.

COLIQUE flatulente. *Natr. sulf.*, avec constipation.

— **hépatique**. *Magn. phos.*

— **intestinale**. *Magn. phos.* autour du nombril, le malade retire les jambes vers le ventre.

— **menstruelle**. *Magn. phos.*

Ferr. phos., avec rougeur de la face et pulsations précipitées.

Kali phos., des personnes pâles, très sensibles, qui pleurent facilement.

— **saturnine**. *Natr. sulf.*, 2x.

COMMOTION cérébrale. *Kali phos.*

Magn. phos. avec troubles consécutifs de la vue.

CONDYLOMES. *Kal. chlor.*, *Natr. mur.*

Natr. sulf., syphilitiques.

CONGESTION. *Ferr. phos.*, de sang à la tête.

CONJONCTIVITE. *Ferr. phos.*, sans sécrétion.

— **granuleuse**, *Kal. chlor.*

Pour les sécrétions, voyez : Catarrhe de la conjonctive.

CONSTIPATION. En général : *Ferr. phos.*, *Natr. mur.*, *Natr. sulf.*

On observera, pour le choix des remèdes, l'enduit de la langue, ainsi que les symptômes accessoires.

CONSTITUTION hydrémique (anémié). *Natr. mur.*, *Natr. sulf.*

CONVULSIONS. *Ferr. phos.* et *Calc. phos.*, pendant la croissance ou la dentition. Voyez ce mot.

— puerpérales. *Magn. phos.* avec raideur du corps.

Voyez : Crampes.

COQUELUCHE. *Ferr. phos*, période inflammatoire, catarrhale.

Magn. phos., nerveuse, convulsive.

Natr. mur., vomissement de matières séreuses et transparentes se tirant en fils.

Ferr. phos., vomissement d'aliments.

Kal. chlor. ou *Kali sulf.*, suivant le vomissement des mucosités.

Kali phos. ou *Calc. phos.*, comme intercurrent selon les symptômes.

CORNÉE. *Natr. mur.*, vésicules.

Nat. mur., taches. Injection avec une solution de ce remède à la 3e x· dans de l'eau tiède.

Kal. chlor., ulcère plat.

Silicea, ulcère profond.

Kal. chlor.. inflammation avec exsudat grisâtre.

Calc. phos., inflammation avec exsudat blanc.

Natr. phos., inflammation avec exsudat jaune.

CORYZA. Voyez : « Rhume ».

COXALGIE. *Natr. phos.*, des scrofuleux.

Silicea.

CRAMPES. *Kali. phos.*, douleurs produites par faiblesse avec énervation générale.

Natr. phos., par un excès d'acide lactique.

Kali phos., à la suite d'efforts.

Calc. phos., dès personnes anémiques.

Ferr. phos., convulsions pendant la dentition avec fièvre.

Magn. phos., *Calc. ph.*, sans fièvre.

— **des écrivains**. *Magn. phos.*, *Calc. phos.*, *Kali phos.*

— **des mollets**, les mêmes que ci-dessus.

— **de la vessie**. *Magn. phos.*, avec rétention d'urine pendant la dentition.

Ferr. ph., avec chaleur, rétention d'urine des petits enfants.

CRANIOTABES. *Calc. phos.*

Kali phos., intercurrent, lorsqu'il existe une diarrhée fétide.

CREVASSES. Voyez : « Gerçures ». — *Calc. fluor.* (intern. et exter.)

CROUP. *Calc. phos.*, et *Kali sulf.*, alternés toutes les cinq à dix minutes.

— (Pseudo). *Kal. chlor.*, (intr. et extr., gargarisme).

CROUTES. Voyez : « Peau » (maladies de la).

— **de lait**. Voyez « Peau ».

CYSTITE. *Natr. phos.*, remède principal. Voyez : « Maladies des membranes muqueuses ».

Silicea, chronique.

Natr. mur., 6 x· 12 x· 30 x· 12 x· 6 x·, l'un après l'autre, en alternant tous les trois à quatre jours (l'auteur).

DARTRE. Voyez : « Peau ».

DÉFIANCE. *Kali phos.*

DELIRIUM TREMENS. *Natr. mur.*, *Kali phos.*

DÉMANGEAISONS. *Magn. phos.*

DENTITION. *Calc. phos.*, *Calc. fluor.* difficile.

Ferr. phos., convulsions.

DENTS (maux de). *Natr. mur.*, avec larmoiement et salivation.

Kal. chlor. ou *Silic. (Calc. sulf.)*, avec gonflement de la gencive et de la joue.

Calc. fluor, gonflement très dur; la dent affectée est branlante et sa surface est très sensible au moindre attouchement.

Magn. phos., douleur améliorée par la pression et aggravée par le moindre attouchement ; douleur mobile, intermittente, améliorée par la chaleur.

Kali sulf., aggravés dans la chambre chaude et le soir, améliorés dans l'air frais.

Ferr. phos., avec chaleur de la joue, aggravés par des boissons chaudes, améliorés par les boissons froides.

Kali phos. , gencives saignantes ou entourées d'un bord rouge-clair.

DÉSIRS. *Natr. mur.*, pour les mets salés, le sel.

DESQUAMATION. *Kali sulf.*

DIABÈTE· *Natr. sulf.* Les autres remèdes seront choisis d'après les symptômes.

DIARRHÉE. *Ferr. phos.*, avec des aliments non digérés.

Natr. mur., séreuse ; mucosités transparentes.

Kali phos., séreuse, sans douleurs, odeur fétide.

Kal. chlor., muqueuse, blanchâtre, sanguinolente.

Natr. sulf., muqueuse bilieuse.

Natr. phos., *Silicea* (*Calc. sulf.*), purulente, sanguinolente.

Kali. sulf., muqueuse, jaunâtre.

Natr. phos., jaune-verdâtre, ayant l'aspect d'œufs hachés ; produite par un excès d'acide lactique.

Magn. phos., séreuse avec colique avant chaque selle.

DIPLOPIE. *Magn. phos.*

DIPHTÉRIE. Voyez ce mot dans la première partie, page 36.

DOULEURS abdominales. *Natr. phos.*, par excès d'acide lactique.

Calc. fluor., manquant après l'accouchement par atonie des fibres de la matrice.

— **intercostales**. Voyez : « Rhumatisme ».

— **des membres**. Voyez : « Rhumatisme musculaire ».

— **de la nuque**. Voyez : « Rhumatisme », 1re partie.

— **de paralysie**. *Kali. phos.*

— **en général**. *Calc. phos.*, par anémie avec endolorissement, fourmillement ou sensation de froid, aggravées la nuit par le repos.

Ferr. phos, par hyperhémie ; ressenties pendant le mouvement ou aggravées par le mouvement ; améliorées par le froid ; suivi de *Kal. chlor.*

Magn. phos., mobiles, changeant rapidement de place, intermittentes ; aggravées par un attouchement léger ; améliorées par la chaleur et la pression.

Kali. sulf., aggravées dans la chambre par la chaleur, vers le soir ; améliorées dans l'air frais du dehors.

Natr. sulf., aggravées par un temps humide, dans des espaces humides ; améliorées par un temps beau et sec.

Kali phos., aggravées par des efforts, par une marche continue ; le plus, au commencement du mouvement, surtout en se levant d'un siège ; améliorées par un mouvement tempéré.

DYSENTERIE. *Ferr. phos.* et *Kal. Chlor.* suffisent généralement.

Kali phos., avec délire, gonflement du ventre, selles fétides ; selles avec du sang rouge.

Magn. phos., douleurs crampoïdes du ventre, améliorées par la pression et en se courbant sur soi-même.

DYSMÉNORRHÉE. Voyez « Colique menstruelle ».

DYSPEPSIE. *Natr. phos.*, par des aliments gras ou par excès d'acide lactique.

ECCHYMOSE. *Silicea.* (intr. et extr.).

ECLAMPSIE. *Magn. phos.*

ECTASIE (Dilatation de l'estomac). *Kali. phos.*

EMPHYSÈME. Voyez : « Asthme ».

ENDOCARDITE. *Ferr. phos.*, suivi de *Kal. chlor.*

ENGELURES. *Natr. sulf.* (int. et extr.).

ENROUEMENT. *Kal. chlor.*, *Kali sulf.*, à la suite d'un refroidissement.

Ferr. phos., *Kali phos.*, à la suite d'un effort de la voix.

ENURÉSIE nocturne. *Natr. sulf.*

Kali phos., par une neurasthénie générale.

Natr. phos., par des vers.

EPILEPSIE. *Kal. chlor.*, *Natr. mur.*, *Natr. phos.*, *Kali phos.*, *Magn. phos.*, selon les symptômes.

Silicea, nocturne.

Calc. phos., des personnes anémiques et rachitiques.

EPISTAXIS. *Ferr. phos.*, des enfants.

Kali phos., prédisposition.

ERUPTIONS cutanées. *Natr. ph.*, *Kal. chlor.*, à la suite du vaccin.

— **humide** ; selon la couleur de la sécrétion, on emploiera :

Natr. mur., transparente, claire.

Natr. phos., jaune d'or.

Natr. sulf., séreuse jaunâtre.

Natr. ph. ou *Silicea* (*Calc. sulf*), purulente.

Voyez : « Peau ».

ERYSIPÈLE. *Natr. sulf.*, œdèmateux; inflammation molle.

Natr. phos., inflammation avec infiltration.

Ferr. phos., inflammation très rouge avec fièvre très forte.

Kali sulf., pour favoriser la desquamation.

ESTOMAC, inflammation. Voyez : « Gastrite ».

— **ulcère rond**. *Kali phos.*

— **catarrhe**. Voyez : « Gastralgie ».

— **crampe**. Voyez : « Gastralgie, Colique ».

EXSUDATS. Ecoulement de fibrine : *Kal. chlor.*

Ecoulement d'albumine : *Calc. phos.*

Ecoulement d'eau claire : *Natr. mur.*

Ecoulement d'eau jaune : *Natr. sulf.*

Ecoulement d'eau de mucosités : *Natr. mur.*

Lorsque l'exsudat devient fétide : *Kali phos.*

Lorsque l'exsudat devient jaunâtre : *Kali sulft.*

EXOSTOSE. *Calc. fluor.*

FAVUS. Voyez : « Peau ».

FIÈVRE intermittente. *Natr. sulf.* remède principal.

Natr. mur, avec vésicules sur les lèvres.

— **bilieuse**. *Natr. sulf.*

— **inflammatoire**. *Ferr. phos.* Voyez : « Fièvre », 1re partie.

— **puerpérale**. *Kali. phos.*

FLUEURS BLANCHES. Voyez : Maladies des membranes muqueuses (1re partie).

FRACTURES DES OS. Outre l'intervention chirurgicale, on emploiera *Ferr. phos.*; plus tard, à l'intérieur et à l'extérieur *Calc. phos.* Voyez, 1re partie : Lésions traumatiques.

FROID (sensation de). *Natr. mur.*, aux extrémités.

FURONCLE. *Silicea.*

FOULURE. Voyez : « Lésions traumatiques ».

GANGRÈNE. *Kali phos.*

GASTRALGIE (maux d'estomac). *Ferr. phos.*, douleurs aggravées par le manger et la pression sur l'estomac; vomissements d'aliments.

Magn. phos., douleurs crampoïdes sans enduit de la langue; sensation de serrement ou de pincement.

Natr. mur., avec salivation, vomissements de matières aqueuses ou de mucosités avec selles lentes.

Kal. chlor. ou *Kali sulf.*, lorsque *Natr. mur.*, ne suffit pas, on emploiera l'un de ces deux remèdes, selon l'enduit de la langue.

Kali sulf., pression et sensation de satiété avec enduit de mucosités jaunes.

Magn. phos., pincement dans l'estomac avec renvois d'air ne produisant aucun soulagement. — Colique autour du nombril, obligeant à se courber en avant. — Colique flatulente des petits enfants, qui attirent les jambes vers le ventre, avec ou sans diarrhée.

Natr. sulf., douleurs par des vents retenus dans le gros intestin.

Natr. phos., par un excès d'acide lactique (aigreurs); à la suite d'aliments gras.

Lorsqu'il y a des vomissements, voyez ce mot.

GASTRITE. *Ferr. phos.*, douleurs violentes avec gonflement de l'estomac.

Lorsque le cas a été reconnu ou traité un peu tard et qu'il se montre des symptômes de prostration, que la langue est sèche, on emploiera *Kali phos.*

GANGLIONS LYMPHATIQUES. *Natr. phos.*

Consultez aussi : (scrofulose, tuberculose, suppuration, induration).

Calc. fluor., induration de ces glandes.

GENCIVES. *Calc. phos.*, pâles.

Kali phos., entourées par un bord d'un rouge vif. Saignement.

GERÇURES. *Calc. fluor.*, (int. et extr.)

GLANDES. *Calc. fluor.*, induration.

Natr. phos. ou *Silicea (Calc. sulf.)*, suppuration.

Calc. fluor., entourées d'un bord dur. Induration de la glande mammaire.

— **gonflées**. Voyez : « ganglions lymphatiques, tuberculose, scrofules, induration, suppuration ».

— **sébacées**. *Natr. phos.*, gonflement.

Silicea, inflammation et suppuration.

GLOSSITE. *Ferr. phos*, langue d'un rouge foncé et fortement enflée.

Silicea (Calc. sulf.), suppuration.

Calc. fluor., induration.

GOITRE. *Magn. phos.*, *Calc. phos.*

GONORRHÉE. *Natr. phos.*, remède principal.

Kali phos, écoulement de sang de l'urètre.

Natr. sulf., sécrétion verdâtre.

Natr. mur., *Calc. phos.*, chronique.

GONFLEMENT. *Kal. chlor.*, à la suite de blessures.

Silicea (Calc. sulf.), avec suppuration.

Kali phos., grangrène.

GOUTTE. *Natr. phos.*

Silicea, dépôt dans les jointures.

Calc. phos, nodosités.

GRAVIERS. *Silicea*, en empêche la formation.

GRIPPE *Natr. sulf.*

GROSSESSE. *Cal. phos.* Les femmes qui ont mis au monde des enfants rachitiques ou scrofuleux devraient prendre ce remède dans les premiers mois de la grossesse. Faiblesse pendant la grossesse.

Natr. sulf., vomissement d'un goût amer.

Ferr. phos., naussées, vomissements d'aliments non digérés avec ou sans goût.

Kal. chlor., nausées, vomissement de mucosités blanches.

Natr. mur., nausées, vomissements de mucosités claires et mousseuses.

Natr. phos. nausées, vomissements de matières aigres.

HÉMATÉMÈSE. Voyez : « Vomissement ».

Ferr. phos., *Kali. ph.*, *Natr. phos.*

HÉMOPTYSIE. Voyez « Toux, vomissements de sang ».

HÉMORRAGIE. Voyez : « Epistaxis, Métrorrhagie, Hémorroïdes, Saignement, Sang ».

— **septique**. — *Kali phos.*

HÉMORROIDES. *Calc. fluor.*, remède principal.

Ferr. phos., nodosités enflammées.

Magn. phos., douleurs très vives sans inflammation.

Natr. mur., muqueuses.

HÉMORROIDES saignantes., *Ferr. phos.*, *Kal. chlor.*, *Calc. fluor.*

HÉPATITE. Voyez : « Jaunisse ».

HERPÈS circiné. *Natr. sulf.*

— **tonsurant**. *Natr. sulf.*

— **zoster**. *Natr. mur.*

Kali sulf., pour favoriser la desquamation.

HYDROCÈLE *Natr. mur.*, *Calc. phos.*, *Silicea.*

HYDROCÈPHALOIDE. *Calc. phos.*, chroniques.

Kali phos. intercurrent ; diarrhée fétide.

— **aigu**. *Natr. mur.*, *Kal. chlor.*, *Kali sulf.*, suivi de *Calc. phos.*

HYDROPISIE. Voyez : « Ascite, Hydrothorax. » 1re partie.

— **du genou**. *Natr. mur.*, *Calc. phos.*, *Silicea.*

HYDROTHORAX, faisant suite aux maladies des reins, du cœur ou du foie, on se servira des remèdes employés contre ces affections.

HOQUET. *Magnes. phos.*

HYPERHÉMIE. *Ferr. phos.*

HYPOCHONDRIE. *Kali phos.*

HYPOPYON. *Silicea* (Calc. sulf.).

HYSTÉRIE. *Magn. phos.*

Kali phos., produite par une forte émotion.

Silicea, accès nocturnes.

ICTÈRE. Voyez : « Jaunisse », dans la 1re partie.

INFLAMMATION (Fièvre inflammatoire). *Ferr. phos.*, dans la première période. Symptômes de fièvre violente, inflammatoire, érysipélateuse.

Kal. chlor., deuxième période de l'inflammation des séreuses avec un exsudat albumineux ou fibrineux.

Pour les inflammations catarrhales des muqueuses, on choisit :

Ferr. phos., rougeur et fortes douleurs.

Kal. chlor., exsudat blanc.

Natr. phos., exsudat jaune.

Natr. mur, mucosité transparente vésiculeuse.

— **de la glande mammaire**, d'abord *Natr. phos.*

Silicea (Calc. sulf.), suppuration.

Calc. fluor., induration. — Voyez : Mastite.

— **du tissu conjonctif.** *Natr. phos.*

— **des articulations.** Voyez : Rhumatisme articulaire.

— **fongueuse.** *Calc. phos.*

— **de la hanche.** Voyez : Coxalgie.

INFLAMMATION phlegmoneuse de la peau. *Natr. phos.*

Silicea (*Calc sulf.*), suppuration.

Kali phos., pus fétide.

Calc. fluor, induration consécutive.

INFLAMMATION des yeux. *Ferr. phos.*, *Calc. phos.*, pendant la dentition.

Natr. phos., des scrofuleux; des nouveau-nés ; selon la composition des sécrétions, on choisira :

Kal. chlor., blanches, grisâtres.

Natr. mur., séro-muqueuses.

Kali sulf., jaunes, muqueuses.

Natr. phos., *Silic.* (*Calc. sulf.*), jaunes, épaisses, purulentes.

Natr. sulf., jaunes, verdâtres.

Natr. phos., semblables à de la crème.

INCONTINENCE d'urine. *Natr. sulf.*

Kali phos., lorsque le système nerveux est en jeu.

Magn. phos., par spasme du sphincter.

Ferr. phos., des petits enfants, avec chaleur.

INFLUENZA. *Natr. sulf.*, s'emploie aussi contre les maladies consécutives et comme préservatif.

INSOMNIE. *Kali phos.*, nerveuse.

INSECTES. *Natr. mur.*, piqûres (intr. et extr.).

INTERTRIGO. *Natr. ph.*, *Natr. mur.* (intr. et extr.).

Kali phos., intercurrent, lorsqu'il se produit une diarrhée fétide.

IRITIS. *Kal. chlor.*, *Natr. mur.*

ISCHURIE. Voyez : « Catarrhe vésical, Incontinence d'urine ».

JAUNISSE. *Natr. sulf.*, suivi de *Kal. chlor.*, *Kali sulf.*, *Natr. mur.*, selon les symptômes.

IRRITATION SPINALE. Voyez : « Rhumatisme musculaire. »

Calc. phos., douleurs lancinantes dans la colonne vertébrale.

LAIT. *Calc. phos.*, sécrétion augmentée.

Natr. sulf., sécrétion diminuée.

LANGUE (enduit de la). *Kal. chlor.*, blanc non muqueux.

Natr. mur., muqueux ou salive vésiculeuse sur le bord de la langue. Langue pure et humide.

Natr. sulf., sale, d'un brun-verdâtre avec goût amer.

Kali phos., comme couverte de moutarde, avec odeur fétide.

Natr. phos., humide et jaune d'or.

Kali sulf., jaune muqueux.

— inflammation. Voyez : « Glossite ».

LASSITUDE (sensation de). *Natr. mur.*, *Natr. sulf.*, avec tempérament hydrémique.

LÉSIONS traumatiques. *Ferr. phos.*, évite souvent toutes les maladies consécutives.

Kal. chlor., si, après le premier, il reste une tumeur ou un gonflement.

Silicea (*Calc. sulf.*), suppuration.

Kali phos., mauvaises chairs; gangrène.

LEUCOCYTHÈMIE. *Natr. sulf.*

LEUCORRHÉE. Comme le traitement dépend de la nature des écoulements, voyez première partie : « Maladies des membranes muqueuses ».

LOMBRICS. *Natr. phos.*

LUETTE. *Natr. mur.*, inflammation.

LUMBAGO. *Ferr. phos.*, *Natr. phos.*

LARMOIEMENT, *Natr. mur.*

LUXATIONS. Voyez : « Lésions traumatiques ».

MACHOIRE (tumeur de la). *Kal chlor.*, aussi avec gonflement des gencives ; suivi de *Silicea* ou *Calc. sulf.*, suppuration.

Calc. fluor., gonflement dur.

MALADIE DE BRIGHT. Voyez : Albuminurie.

MAUX DE TÊTE. Voyez : Tête.

MEMBRES (pesanteur dans les). *Kali sulf.*, *Kali phos.*

MÉMOIRE faible. *Kali phos.*

MÉNINGITE. *Ferr. phos.*, suivi de *Kal. chlor.*,

MASTITE. *Natr. phos.*, produit la résorption ; si

non, on emploiera *Silicea* (*Calc. sulf.*), suppuration.

Kali phos., pus fétide et de mauvaise odeur.

Calc. fluor., nodosités dures dans les mamelles.

MENORRHAGIE. Voyez : Sang, Hémorrhagies.

MENSTRUATION. Il faut employer les remèdes selon les symptômes. Voyez : Sang, Ménorrhagies, Métrorrhagies.

MÉTHORRHAGIES. *Ferr. phos.*, *Calc. fluor.*, *Kali phos.*

MOUVEMENT (aggravé par le) *Ferr. phos.*, *Kal. chlor.*, *Kali phos.*; les douleurs sont aggravées par un mouvement trop prolongé et améliorées par un mouvement tempéré.

MUGUET. *Kal. chlor.*, exsudats blancs ou grisâtres.

Natr. phos., jaunes.

Kali phos., avec bord d'un rouge clair.

MUSCLES faibles. *Kali phos.*, jusqu'à la paralysie.

MYÉLITE. D'abord *Ferr. phos.*; puis *Magn. phos.* et *Kali phos.*

NÉPHRITE. *Ferr. phos.*, *Kal. chlor.*, *Natr. phos.*

Kali sulf., *Calc. phos.*, *Natr. mur.*, *Kali phos.*, selon les symptômes et le tempérament.

Kali sulf., à la suite de la scarlatine.

NEURASTHÉNIE *Kali phos*, remède principal. *Calc. phos.*, avec grande dépression.

NÉVRALGIES. Voyez : « Tête et Névralgie faciale ».

— de la matrice. Voyez : « Vulvite ».

— du vagin. Voyez : « Vulvite. Vaginisme ».

— faciales. Voyez : « Tête. Maux de tête ».

— sciatiques nerveuses. *Kali phos.*, *Magn. phos.*, selon l'espèce des douleurs.

— — inflammatoires. *Ferr. phos.*

— — rhumatismales, goutteuses. *Natr. phos*,

— — rhumatismales, goutteuses, chroniques, *Silicea.*

NOMA. *Kali phos.*

NOSTALGIE. *Kali. phos.*

NYSTAGME. *Magn. phos.*

ŒDÈME. *Natr. sulf.*, *Natr. mur.*

— pulmonaire. *Kali phos.* et *Natr. mur.*

— du prépuce. *Natr. sulf.*, *Natr. mur.*

— scrotal. *Natr. mur.*. *Natr. sulf.*

ORCHITE *Ferr. phos.*, puis *Kal. Chlor*, souvent *Calc. phos.*

ORGELET. *Silicea*, *Calc. fluor.*

OREILLES (maladies des). *Ferr. phos.* Bruit

ou surdité. Douleurs produites par hyperhémie.

Kali phos., affections nerveuses. Dans ce cas, on se sert aussi de *Magn. phos.* et de *Calc. phos.* selon les symptômes.

Kali sulf., sécrétion d'un liquide jaune.

Natr. phos. et *Silic.*, sécrétion d'un pus épais.

Kal. chlor. et *Natr. mur.*, surdité par un catarrhe ; gonflement de la trompe d'Eustache, ainsi que de la cavité du tympan.

Silicea, gonflement inflammatoire du conduit extérieur de l'oreille.

Calc. fluor et *Silic*,, surdité par des exsudats durs dans l'oreille. Surdité à la suite de la suppression de la transpiration des pieds.

OZÈNE. *Natr. phos.*, *Magn. phos.*

Natr. sulf., sécrétion verdâtre.

PALPITATIONS. *Ferr. phos.*, *Natr. mur.*, *Kali phos.*, *Kali sulf.*, selon les symptômes.

PANARIS. *Silicea* (intr. et extr.)

PARALYSIE. *Kali phos.*

Silicea, à la suite de la suppression de la transpiration des pieds.

— de la vessie *Natr. sulf.*

Kali phos., à la suite d'une neurasthénie locale

PARAPHIMOSIS. Voyez : « Œdème du prépuce ».

PAROTITE. *Kal. chlor.*
Calc. fluor., induration.
Kali phos., avec pus fétide.

PAUPIÈRES. *Silicea*, *Calc. fluor.*, avec induration.

PEAU (inflammation phlegmoneuse de la).
Natr. phos.
Silicea, lorsqu'il se forme du pus.
Kali phos., suppuration fétide.
Calc. fluor., gonflement, induration.
— **(maladies de la)**. Voyez : « Eczéma, Dartre, Herpès ». Voyez aussi ce mot à la 1re partie.

PELLICULES. *Natr. mur.* (intr. et extr.)

PEMPHIGUS. *Kali phos.*
Natr. mur., liquide transparent, clair.
Natr. sulf., liquide jaune.

PÉRICARDITE. *Ferr. phos.*, suivi de *Kal. chlor.*

PÉRIPNEUMONIE. *Ferr. phos.* d'abord ; puis *Kal. chlor.*

PÉRIOSTITE. *Silicea*, avec tendance à la suppuration.
Calc. fluor., avec des nodosités élevées et dures. Voyez aussi « Exsudats ».

PÉRITONITE. D'abord *Ferr. phos.*, puis *Kal. chlor.*

PÉTÉCHIES. *Kali. phos.*

PHARYNGITE. *Ferr. phos*, rougeur sèche et douleurs violentes.

Natr. mur., mucosités transparentes, vésiculeuses.

Kal. chlor., exsudat blanc.

Natr. phos., exsudat jaune.

PHOTOPHOBIE. *Kali phos.*

PHOTOPSIE. *Natr. phos.*, *Magn. phos.*

PHOSPHATURIE. *Calc. phos.* 4x', urines avec odeur forte et dépôt blanc et épais.

PHTISIE. Voyez : « Tuberculose ».

PHYMOSIS. Voyez : « Œdème du prépuce ».

PIQURES d'insectes. *Natr. mur.* 3x', en applications extérieures.

PLEURÉSIE. *Ferr. phos*, *Kal. chlor.* Voyez : « Exsudats ».

PLEUROPNEUMONIE. *Ferr. phos.*, *Kal. chlor.* Voyez : « Exsudats ».

PNEUMONIE. *Ferr. phos.*, *Kal. chlor.* Voyez : « Exsudats ».

PODAGRE. Voyez : « Goutte, Rhumatisme articulaire ».

POLYPES. *Calc. phos.*

POULS irrégulier, d'abord petit et précipité, puis lent : *Kali phos.*

PRESSION. *Magn. phos.*, amélioration des maux de l'estomac et du ventre par la pression.

PYROSIS. *Natr. phos.*

RACHITISME. *Calc. phos.*

Kali phos. avec diarrhée fétide.

Natr. phos., avec excès d'acide.

RECONSTITUANT. *Calc. phos*, à prendre à la suite des maladies aiguës, longues et débilitantes.

RÈGLES. Voyez : « Menstruation ».

RENVOIS. *Natr. phos.*, aigres.

RÉTINITE. *Ferr. phos.* et *Kal. chlor.*

RHUME de cerveau. *Natr. mur.*, sécrétion séreuse, muqueuse.

Kali. sulf., sécrétion jaune, muqueuse.

Natr. ph., *Silic.* (*Calc. sulf.*), sécrétion épaisse, purulente.

Natr. sulf., sécrétion muqueuse, verdâtre.

— sec. *Kal. chlor.*

Natr. phos. des scrofuleux.

RHUMATISME articulaire. *Natr. phos.*, aigu et chronique.

Kal. chlor., 2e remède.

Kal. sulf., douleurs mobiles.

Magn. phos., intercurrent ; contre les douleurs violentes.

Silicea, dépôt d'urates , de phosphates, etc.

RHUMATISME musculaire. *Ferr. phos.* suivi de *Kal. chlor.*, douleurs ressenties pendant le mouvement ou aggravées par le mouvement.

Kali. phos., douleurs de paralysie, améliorées par un mouvement léger ; aggravées par des efforts, une marche longue, etc., ressenties surtout au commencement du mouvement ou en se levant de chaise.

Calc. phos., avec fourmillement , torpeur, sensation de froid ; plus fortes dans le repos et la nuit.

Magn. phos., douleurs vives, lancinantes, perforantes, intermittentes, mobiles.

Kali sulf., aggravées le soir dans la chambre chaude ; améliorées à l'air frais.

Calc. phos., avec sensation de blessure ou douleurs lancinantes dans la colonne vertébrale.

Lorsque les douleurs ne peuvent pas être bien déterminées, il faudra trouver le remède par un symptôme accessoire, par une éruption, enduit de la langue, etc.

ROUGEOLE. *Ferr. phos.*, *Kal. chlor.*. *Kali sulf.*, *Natr. mur.* ; selon les symptômes, on pourra avoir recours à d'autres remèdes. Voyez : « Symptômes adynamiques, typhoïdes ».

SANG. Voyez : « Hémorrhagies, Epistaxis, Ménorrhagies, etc. ». *Natr. mur.* ou *Kali. phos.*; rouge clair ou rouge foncé ; très liquide, ne se coagulant pas.

Ferr. phos., rouge, se coagulant facilement.

Kali chlor., noir, épais, visqueux.

SCARLATINE. *Ferr. phos.* et *Kal. chlor.*, dans les cas simples. Dans les cas graves, voyez : « Diphtérie, Symptômes typhoïdes, adynamiques ».

Kali sulf., hydropysie consécutive. Ce remède sert aussi pendant la période de la desquamation.

SCOLIOSE (déviation de la colonne vertébrale). *Calc. phos.*, 4x.-6x., alterné avec *Silicea* 6x.-12x.

SCORBUT. *Kali phos.*

SCROFULES. *Natr. phos.*, contre le gonflement des glandes non dures.

Calc. fluor. gonflement dur

Magn. phos., ramollissement et suppuration des glandes.

SCIATIQUE. Voyez : « Névralgies sciatiques ».

SÉCRÉTIONS. *Calc. phos.*, albumineuses.

***Natr. phos.*, *Silicea* (*Calc. sulf.*), purulentes.**

Kali sulf., muqueuses, jaunes.
Natr. phos., jaunes d'or.
Natr. sulf., verdâtres.
Kal. chlor., fibrineuses, blanches ou grises.
Natr. mur., claires, transparentes.
Kali phos., très fétides.
Kali phos., *Natr. mur.*, excoriantes.

SPASME facial. *Magn. phos.*, *Cal. phos.*, *Kali phos.*, selon les symptômes.

— **du larynx.** *Magn. phos.*, des petits enfants.

— **vésical.** Voyez : « Cram s de la vessie ».

STOMACACE. *Kali phos.*

STOMATITE. Voyez : « Angine catarrhale ».

SUEURS. *Silicea*, suppression aux pieds et ses suites.

SUPPURATIONS. *Natr. ph.*, *Silicea* (*Calc. sulf.*), *Calc. phos.*, *Kali phos.* Voyez : « la Caractéristique » dans la 1re partie.

SURDITÉ. Voyez : « Oreilles » (affections des).

SYCOSE. *Natr. sulf.*

SYMPTOMES typhoïdes. Voyez 1re partie.

SYPHILIS. *Calc. fluor.*, chancre induré.
Kal. chlor., *Kali sulf.*, *Natr. mur.*, *Kali phos.* Voy. : « Gonorrhée », 1re partie.
Natr. sulf., *Silicea*, selon les symptômes.

TABES DORSALIS. *Kal. chlor.*, *Magn. phos.*

TÉNALGIE crépitante. *Ferr. phos.*, *Kal. chlor.*

TÉTANOS. *Magn. phos.*, *Calc. phos.*, *Kali phos.*

TEIGNE du cuir chevelu. Voyez : « Cheveux ».

TESTICULES. *Calc. fluor.*, induration.

Natr. mur., *Natr. sulf.*, hydropisie (œdème scrotal).

TÊTE (maux de). *Ferr. phos.*, élancement, pression ou battements, aggravés en secouant ou en baissant la tête ; surtout par le mouvement, avec chaleur et rougeur de la face ; quelquefois avec vomissement d'aliments ; mal de tête des enfants.

Natr. sulf., avec vomissements de bile.

Natr. mur., avec vomissement d'eau ou de mucosités transparentes. Douleurs faciales avec un enduit muqueux clair de la langue et selles lentes. Larmoiement.

Kal., chlor., avec effort de rendre des mucosités blanches.

Magn. phos., douleurs vives, lancinantes, intermittentes, mobiles.

Kali phos., des personnes pâles, sensibles, irritables ; douleurs suivies de grande lassitude.

Kali sulf., douleurs aggravées le soir et dans

la chambre chaude, améliorées dans l'air frais

Silicea, avec de petits nodules sur le cuir chevelu.

Calc. phos., douleurs avec torpeur, froid, fourmillement. Douleurs lancinantes au-dessus de la tête et dans la colonne vertébrale. Maux de tête des jeunes filles avec menstruation retardée, et qui ont faim immédiatement après le repas.

TIMIDITÉ. *Kali phos.*, *Kali sulf.*

TONSILLITE. Voyez : « Amygdalite ».

TRACHOME. *Kal. chlor.*,

TRISTESSE. *Kali sulf.*, *Kali phos.*

TRISME. *Magn. phos.*, *Calc. phos.*, *Kali phos.*

TOUX. *Magn. phos.*, toux convulsive des enfants pendant la dentition.

Ferr. phos., suivi de *Kal. chlor.*, des grandes personnes.

La toux, avec crachat de mucosités, se traite selon les symptômes suivants :

Kal. chlor., toux avec sécrétion fibrineuse.

Calc. phos., sécrétion albumineuse.

Natr. phos., sécrétion d'un jaune d'or.

Natr. sulf., sécrétion de mucosités jaunes.

Natr. mur., sécrétion transparente.

Natr. ph., *Silicea* (*Calc. sulf.*, sécrétion purulente.

Kali phos., sécrétion très fétide.

TROMPE D'EUSTACHE. *Kal. chlor.*, *Natr. mur.*, catarrhe, gonflement, surdité.

TUBERCULOSE. *Magn. phos.*, lorsque la maladie n'est pas encore trop avancée.

Contre les affections catarrhales on emploiera les remèdes selon les symptômes.

Voyez : « Sécrétions ».

TUMEUR BLANCHE du genou. *Natr. mur.* *Calc. ph.*, *Silicea.*

TYPHUS. *Kali phos.*, remède principal. Enduit brunâtre des dents, hémorrhagies septiques, diarrhées fétides.

Les symptômes typhoïdes des maladies aiguës (scarlatine, variole, dyphtérie), seront traitées par *Natr. mur.*

ULCÈRES. *Natr. mur.*, *Natr. sulf.* 6 x., en général.

— variqueux. *Calc. fluor.*, *Natr. sulf.* *Natr. mur.*

Voyez aussi : « Peau ».

— de l'estomac. *Kali phos.*

URTICAIRE. *Kali phos.*

UTÉRUS. *Calc. fluor.*, chute, prolapsus, déplacement, rétroversion.

UVULITE. *Natr. mur.*

VAGINISME. *Ferr. phos.*, *Magn. phos.*

VARICES. *Calc. fluor.* (intr. et extr.).

VARIOLE. *Kal. chlor.*, premier remède.

Natr. phos., pustules avec pus.

Kali phos., décomposition du sang. Enduit brun des dents; selles fétides; hémorrhagies septiques.

Natr. mur., vomissements aqueux, sécheresse de la langue.

VERRUES. *Kal. chlor.*, *Natr. sulf.*, (intr. et extr.).

VERS. Voyez : « Ascarides, Lombrics ».

VERTIGES *Ferr. phos.*, avec congestion.

Calc. phos , par anémie, et *Kali ph.*, intercurrent.

Kali phos., nerveux.

Kali sulf., avec lassitude et pesanteur dans les jambes. Voyez aussi : « Langue(enduit) ».

VÉSICULES. « Peau (maladies de la) ».

VOMISSEMENT d'aliments. *Ferr. phos.*

— **de sang**. Voyez : « Hémorrhagies ».

YEUX. Voyez : « Inflammation, Conjonctivite, Blépharite, Nystagme, Hypopyon, Diplopie, Cornée. »

— **faiblesse de la vue**. *Silicea*, à la suite de la suppression de la sueur des pieds.

LISTE COMPLÈTE D'UNE PHARMACIE

Biochimique domestique.

1° *Calcarea fluorica*, 6x.-3x.-12x.-30x.
2° — *phosphorica*, 6x.-4x.-12x.-30x.
3° — *sulfurica*, 6x.-3x.
4° *Ferrum phosphor.*, 6x.-3x.-12x.-30x.
5° *Kali phosphor.*, 6x.-3x.-12x.
6° — *sulfuric.*, 6x.-3x.
7° *Kalium chlorat.*, 6x.-3x.-12x.
8° *Magnesia phosph.*, 6x.-3x.-12.-30x.
9° *Natrum muriat.*, 6x.-3x.-12x.-30x.
10. — *phosph.*, 6x.-3x.-12x.
11. — *sulfur.*, 6x.-2x. ou 3x.-12x.
12. *Silicea*, 6x.-3x.-12x.-30x.

Souvent on peut avoir besoin de la 200x. de *Calc. fluor.*, *Natr. mur.* et *Silicea*.

N. B. — Les atténuations depuis la 2x. à la 6x. sont en poudres; les autres, depuis la 12x., sont préparées en poudres ou en liquides (dilutions) et moins usitées.

Demander le prix de ces remèdes à l'auteur du présent ouvrage : **Prof. J. ORTH, à Toulouse.**

ERRATA

				au lieu de :	lisez :
5e page,	12e ligne,			*Ces dernières...*	*Les sublances inorgani*
7e	»	12e	»	*Chlorure.......*	*Fluorure.*
20e	»	17e	»	*3 x,... .....*	*3 x',.*
27e	»	26e	»	*flatuante.......*	*flatulente.*
32e	»	27e	»	*D.............*	*d.*
36e	»	11e	»	*envelopper.....*	*enveloppes.*
42e	»	22e	»	*blanches.......*	*jaunes.*
44e	»	7e	»	*tousillaire.....*	*tonsillaire.*
44e	»	11e	»	*foncé....... ..*	*foncée*
55e	»	23e	»	*Cal...........*	*Kal.*
64e	»	38e	»	*Phyto..........*	*Photo.*
66e	»	10e	»	*homé..........*	*homœ.*
66e	»	13e	»	*homé..........*	*homœ.*
79e	»	12e	»	*Chlor.........*	*chlor.*
81e	»	18e	»	*Sulft..........*	*Sulf.*
82e	»	23e	»	*,..............*	*;.*
92e	»	23e	»	*Chlor.........*	*chlor.*
96e	»	11e	»	*lougues.......*	*longues.*

www.ingramcontent.com/pod-product-compliance
Ingram Content Group UK Ltd.
Pitfield, Milton Keynes, MK11 3LW, UK
UKHW020353230726
13925UKWH00003B/1102

9 782013 763394